新农合制度的劳动供给与贫困缓解效应研究

沈 政 著

中国财经出版传媒集团

经济科学出版社
Economic Science Press

图书在版编目（CIP）数据

新农合制度的劳动供给与贫困缓解效应研究/沈政著.
—北京：经济科学出版社，2019.7
ISBN 978 - 7 - 5218 - 0631 - 1

Ⅰ.①新… Ⅱ.①沈… Ⅲ.①农村 - 合作医疗 - 医疗
保健制度 - 研究 - 中国 Ⅳ.①R197.1

中国版本图书馆 CIP 数据核字（2019）第 121274 号

责任编辑：申先菊　赵　悦
责任校对：王肖楠
版式设计：齐　杰
责任印制：王世伟

新农合制度的劳动供给与贫困缓解效应研究
沈　政　著
经济科学出版社出版、发行　新华书店经销
社址：北京市海淀区阜成路甲 28 号　邮编：100142
总编部电话：010 - 88191217　发行部电话：010 - 88191522
网址：www. esp. com. cn
电子邮件：esp@ esp. com. cn
天猫网店：经济科学出版社旗舰店
网址：http://jjkxcbs. tmall. com
北京季蜂印刷有限公司印装
710×1000　16 开　12 印张　220000 字
2019 年 7 月第 1 版　2019 年 7 月第 1 次印刷
ISBN 978 - 7 - 5218 - 0631 - 1　定价：89.00 元
（图书出现印装问题，本社负责调换。电话：010 - 88191510）
（版权所有　侵权必究　打击盗版　举报热线：010 - 88191661
QQ：2242791300　营销中心电话：010 - 88191537
电子邮箱：dbts@ esp. com. cn）

PREFACE 前言

　　为减轻农民医疗经济负担、改善农民健康状况，中国政府从 2003 年开始实施新型农村合作医疗制度（以下简称"新农合"）。自实施以来，新农合发展十分迅速，参合人数和比例均有较大幅度的增加，医疗补偿水平和补偿受益人次也在不断提高，这在一定程度上促进了参合农民对医疗服务资源的利用，农民健康水平也因此得到较大提升，初步实现了新农合政策的基本目标。然而，随着二元经济结构的"刘易斯转折点"的到来，农村劳动力开始面临结构性短缺、农村劳动力老龄化趋势进一步加剧，农村人口健康风险加大、患病人群比例特别是慢性病患者比例明显增加。与此同时，面对长期居高不下的医疗费用，农村居民的医疗经济负担仍然较重，农民"因病致贫、因病返贫"的问题比较突出。

　　作为一项社会性的医疗保障制度，新农合到底能否显著改善农村居民的劳动力供给状况？参合农民的"因病致贫、因病返贫"问题是否能得到有效缓解？农村贫困家庭的慢性病与劳动力供给状况如何？而患病成员对其配偶家务劳动和市场工作时间的安排与决策又会产生什么样的影响？这些问题不仅关系到新农合制度的完善与发展，也涉及农村劳动力市场建设、健康扶贫推进以及未来长期农业经济发展，因此需要进行深入的研究。

　　本书依据健康需求理论、劳动供给理论、福利经济学理论以及贫困理论等相关经济学理论，利用中国健康与营养调查数据（china health and nutrition survey，CHNS）对以下内容进行了实证分析：（1）采用倍差法回归模型估计新农合对农业劳动时间、非农劳动参与、劳动力退出以及因病不能工作时间的影响效应，并进一步分析新农合对以上劳动供给结果的影响是否因性别、年龄、健康状况以及收入而存在差异;(2) 基于生存分析方法的研究框架,采用卡普兰-梅尔 (Kaplan - Meier) 生存函数对农户因病致贫风险的变化趋势及分布特征进行描述,然后利用离散型时间 cloglog (complementary log-log) 风险模型估计新农合对农户因病致贫的缓解作用,并考察该缓解作用是否因农村交通状况较差、医疗服务资源供给不足而受到限制;(3) 针对农村贫困家庭,采用联立方程组模型估计本人或配偶高血压病对个人农业劳动供给时间和非农劳动参与的影响,并对配偶高血压病影响个人农业劳动时间的家务劳动中介效应进行了检验,另外还考察了高血压病贫困患者的医疗服务利用情况。主要研究结论包括:

第一,新农合的实施显著增加了农民的农业劳动供给时间和非农劳动参与概率;与非参合者相比,参合者退出劳动力市场的概率和因病不能工作的时间要明显更低。

第二,新农合对农村劳动供给的影响因不同群体特征存在一定差异。在性别和年龄方面,新农合显著增加了男性农业劳动供给时间,并对 50 岁及以上的农村中老年人农业劳动供给有显著的正向作用;对于健康状况较差者,参合农民的非农劳动参与概率增加了 8.1%,而农业劳动供给时间也有一定增加;从收入分组估计结果看,新农合对低收入家庭的农业劳动供给时间和非农劳动参与概率均有显著的正向作用,并且显著减少了低收入者因病不能工作的时间。

第三,新农合显著降低了农户因病致贫的风险概率,在防止农户因病致贫方面起到重要的作用;然而,农村交通状况不佳、医疗服务供给不足会限制新农合对因病致贫的缓解作用。

第四,农村贫困家庭女性的农业劳动供给会因配偶患有高血压病而显著减少。其中,在配偶高血压病的影响下,家务劳动对已婚女性的农业劳动具有明显替代效应。换言之,配偶高血压病通过增加女性家务劳动时间,显著降低了她们的农业劳动供给。这说明,配偶的慢性病问题会增加农村女性群体的家庭照料负担,进而对妇女的农业劳动供给产生抑制作用。

第五,参加新农合的高血压病贫困患者在接受健康体检、服用降压药、门诊看病以及住院治疗等医疗服务利用方面的使用比例均高于非参合户的贫困患者,新农合的实施对高血压病贫困患者的医疗服务利用有一定的改善。然而,参合户贫困患者的医疗服务利用水平总体不高,特别是参加健康体检比例和住院治疗比例仍然很低。

根据以上研究结论,提出以下政策建议:加强新农合对农村老年人和低收入者的保障力度;改善农村交通环境,增加农村医疗服务资源供给;建立起以家庭为基础的农村高血压病管理模式,增强新农合对高血压病的保障;提高新农合对健康体检等预防性医疗服务的水平。

本书得到浙江农林大学科研发展基金人才启动项目"劳动力流动对农村生育的影响研究"(项目编号:W20180053)。以及浙江省重点培育智库——浙江农林大学浙江省乡村振兴研究院的资助。

CONTENTS | 目录

第 1 章　导论 1

　1.1　研究背景与意义 1

　1.2　研究目标与研究内容 5

　1.3　研究方法与数据 9

　1.4　本书可能创新之处 10

第 2 章　理论基础和文献综述 12

　2.1　理论基础 12

　2.2　文献综述 27

　2.3　对文献研究的评述 37

第 3 章　新农合对劳动供给、贫困缓解的作用机理分析 39

　3.1　新农合的发展历史与实施情况 39

　3.2　新农合影响劳动供给的作用机理 47

　3.3　新农合缓解农户贫困的作用机理 51

　3.4　本章小结 55

第 4 章　新农合对劳动供给影响的实证分析 57

　4.1　实证模型、研究样本与变量 57

　4.2　反事实检验 67

　4.3　新农合对劳动供给的影响估计 70

　4.4　稳健性检验 73

4.5　本章小结　76

第 5 章　新农合对不同群体劳动供给的影响分析　78
5.1　新农合对劳动供给影响的性别差异　78
5.2　新农合对劳动供给影响的年龄差异　84
5.3　不同健康状况下新农合对劳动供给的影响分析　91
5.4　不同收入水平下新农合对劳动供给的影响分析　97
5.5　本章小结　103

第 6 章　新农合对农户贫困缓解作用的实证分析　104
6.1　数据处理　104
6.2　农户贫困的生存函数估计　108
6.3　贫困风险模型构建　115
6.4　结果分析　118
6.5　收入差异下新农合及其他公共政策的"逆向选择"　121
6.6　本章小结　123

第 7 章　新农合对农户因病致贫的缓解作用差异分析　125
7.1　交通基础设施的差异　125
7.2　医疗服务资源供给的差异　129
7.3　本章小结　133

第 8 章　贫困农户的慢性病与劳动供给分析
　　　　──以高血压病为例　134
8.1　理论分析框架　135
8.2　实证模型、研究样本与变量　138
8.3　高血压病对农户夫妻劳动供给影响的实证分析　144
8.4　配偶高血压病影响农户夫妻农业劳动时间的中介效应检验　150
8.5　高血压病贫困患者的医疗服务利用分析　152
8.6　本章小结　153

第 9 章　研究结论与政策建议　154
9.1　主要研究结论　154

9.2　政策建议　　　　　　　　　　　　　　　　　　　158

附录　　　　　　　　　　　　　　　　　　　　　　　161
　附录 A　新农合对劳动供给影响的估计　　　　　　　161
　附录 B　基于国家贫困线高血压病对劳动供给影响的估计结果　168

参考文献　　　　　　　　　　　　　　　　　　　　171

第 *1* 章

导　论

1.1　研究背景与意义

1.1.1　研究背景

1. 新农合发展迅速，覆盖面不断扩大

　　长期以来，由于城乡医疗卫生资源分配不均衡，我国农村居民一直都是容易遭受健康风险冲击的脆弱群体，患病农民往往承受较重的医疗经济负担，农民健康问题已成为制约农村经济发展的主要问题之一。为了缓解疾病对农民的负担、改善农村居民健康，以 2002 年 10 月《中共中央、国务院关于进一步加强农村卫生工作的决定》颁布为标志，我国开始在农村逐步建立并实施新型农村合作医疗制度（简称"新农合"）。自实施以来，中央和地方财政支持力度不断加大。在新农合启动阶段，中央财政对居住在中西部农村地区每位参加新农合的农民提供 10 元的医疗补贴，同时地方财政对每位参合农民的医疗补贴不得低于 10 元。到 2008 年，政府进一步加强了补贴力度，中央财政的医疗补贴提高到人均 40 元，而地方财政的补贴数额也增加到人均至少 80 元。截止到 2015 年，中央财政对中西部地区参合农民的补助达到人均 120 元，各级财政对每位参合农民补助达到 320 元。随着人均补贴的不断提高，新农合覆盖地区、参合人数和比例均有较大幅度的增加。从 2004—2014 年，开展新农合县（市、区）个数从 333 个增加到 2489 个，参加新农合人数从 0.8 亿增加到

7. 36 亿，参合率从 75. 2% 上升至 98. 9%。同时，新农合的补偿水平也在不断提高。新农合基金支出从 2004 年的 26. 3 亿元增加到 2014 年的 2890. 4 亿元，补偿受益人次则从 2004 年的 0. 76 亿人次上升到 2014 年的 16. 52 亿人次①。

2. 参合农民的医疗服务利用、健康状况得到明显改善

随着新农合的快速发展、医疗补偿水平的提高，参合农民的医疗服务利用状况有了明显改善。据《2013 第五次国家卫生服务调查分析报告》统计，2013 年参合农民两周患病者接受门诊医生指导治疗的比例为 83. 4%，分别比 2003 年和 2008 年增加了 28. 1% 和 21. 1%；而未治疗比例在 2013 年仅为 2. 5%，分别比 2003 年和 2008 年下降了 11. 8% 和 10. 2%。在住院服务利用方面，2013 年参合农民因病住院比例为 7. 7%，比 2003 年和 2008 年增加了 5. 1% 和 2. 4%；值得注意的是，参合农民需住院而未住院比例呈现出明显下降的趋势，从 2003 年的 34. 7% 下降到 2008 年的 27. 9%，到 2013 年参合农民需住院而未住院比例进一步下降到 18. 1%。总体来看，新农合政策的实施对农民医疗服务利用的增加起到了积极作用，特别是有病未治疗、有病未住院的人群比例有较大幅度的下降，这有利于促进农民健康康复、提高健康水平。据研究结果显示，农民加入新农合后，健康水平大概提升了 3% ~ 5%（程令国，张晔，2012）；日常活动能力也有所增强，参合后农民过去四周生病概率得到显著减小（黄晓宁，李勇，2016）。不同群体居民，如参合家庭的儿童和孕妇死亡率要低于非参合家庭（Chen & Jin，2012）；中老年人的日常生活行动和认知功能均有较大改善（Cheng et al.，2015）。另外，新农合还显著增加了农村家庭人均每日热量摄入量，人均收入越低的家庭，新农合对其的影响就会越强（马双，张劼，2011）。因此，新农合在医疗服务利用及健康方面的改善作用，对促进农民的身体健康状况、提高劳动生产效率有重要意义。

3. 农村劳动力老龄化趋势凸显，新农合对劳动力供给的保障作用意义重大

随着支持我国经济增长的"人口红利"消失，城乡二元经济结构特征下的"刘易斯转折点"已经来临，农村剩余劳动力从无限供给向有限供给转变，农村劳动力面临着结构性短缺（蔡昉，都阳，2011）；由于大规模青壮年劳动力向城镇转移，目前我国农村老年人口总数、实际老龄化程度、老龄化速度均

---

① 资料来源：国家卫生和计划生育委员会. 中国卫生和计划生育统计年鉴（2015）[M]. 北京：中国协和医科大学出版社，2015.

已远高于城市（陈锡文等，2011）。到 2013 年，农村 40 岁及以上的人口比例占到 63.1%，其中 50 岁及以上的中老年人所占比例将近 40%①。农村人口老龄化已对农业生产产生了负面作用：1990—2009 年农村老年人口比重升高使农业劳动投入指数下拉 2.262 个百分点，对农业产出的贡献度和贡献率的影响结果均为负值（陈锡文等，2011）。可以预计，在农村内部"推力"和城市外在"拉力"的作用下，年轻人外出务工、老人留守家中从事农活的劳动分工模型将会继续存在。因此，如何保障农村老年人劳动供给、稳定农业生产发展，成为政策制定者和学术界重点研究的议题之一。相比农村青壮年人，农村中老年人对疾病冲击的承受能力更弱、身体健康状况也往往较差（杨志海等，2015），因而对医疗保健服务有很强的需求意愿。随着新农合制度的建立和迅速发展，在"后人口红利"时代的中国农村地区，新农合对居民健康的保障作用尤为关键，它不仅是一项增加农民福利、促进社会公平的重要措施，而且在保障农村劳动力供给、促进农业生产与发展方面也发挥着重要作用。

4. 农村"因病致贫、因病返贫"问题较重，疾病模式发生转变

健康与贫困有着密切的关联。中国在开展大规模扶贫行动的过程中也逐渐认识到疾病对农民身心健康、劳动生产以及经济收入所造成的巨大影响。为了缓解疾病对农民的负担，中国政府于 2003 年开始实施新农合医疗保险制度，其主要目标就是要重点解决农民因罹患大病而导致的"因病致贫、因病返贫"问题。从实施效果来看，新农合在短期内对农户的贫困发生概率有减少作用，同时也显著促进了农民收入水平的提高（齐良书，2011）。但这并不意味着农民的因病致贫已得到有效的解决。由于医疗费用快速增长、农民看病需求不断增加，新农合在减轻农民医疗经济负担方面并没有发挥出明显的缓解作用（Wagstaff et al.，2009），尤其是农村贫困居民的自付医疗费用还处于较高水平、家庭灾难性医疗支出仍然比较大（方黎明，2013）。另外，国务院扶贫办的贫困居民建档卡数据记录结果显示，截至 2013 年，我国"因病致贫、因病返贫"的贫困户共计有 1256 万户，占贫困户总数的 42.4%。其中，罹患大病的 417 万人，占 4.7%，罹患长期慢性病的有 1504 万人，占 16.8%。特别是随着农村人口老龄化趋势加剧，农民对医疗服务的需求一直在不断提高，在面临有限的医疗保障资源和高额医疗费用开支的情况下，农民仍然有着较高的因病致贫风险。因此，农民"因病致贫、因病返贫"的问题依然比较严峻，仍

① 根据《中国人口和就业统计年鉴——2014》农村人口统计结果计算得出。

需高度重视。同时，在医疗保障水平得到大幅度提升后，农村疾病模式也发生了转变，以急性传染病和感染性疾病为主的疾病谱，已经被以高血压病、糖尿病等非传染性慢性病为主的疾病谱所替代（Lei et al.，2012）。而且随着农村高血压患病率迅速增加，据《2013 第五次国家卫生服务调查分析报告》结果显示，15 岁以上农村高血压患病率从 2003 年的 2.1% 上升至 2013 年的12.3%；在 2013 年，高血压病在 15 项农村主要慢性病中所占比例为 41.8%，是农村目前最主要的慢性病病种。

基于上述背景，本书将对以下几个问题进行考察。

第一，随着新农合的迅速发展、促进健康作用明显，新农合对农村劳动力状况的改善作用到底如何？不同特征农民群体，如性别、年龄、健康状况及收入，新农合对劳动供给的影响作用又是否存在差异？

第二，在"因病致贫、因病返贫"问题的现实背景下，新农合对农户因病致贫的缓解到底起了多大作用？且新农合对贫困的缓解又是否会因农村交通状况不佳、医疗服务资源供给不足而受到阻碍？在当前中国供给侧改革和精准健康扶贫的宏观背景下，新农合应采取怎样的政策配套措施和制度安排，从而有效解决农民因病致贫的困境？

第三，面对需要长期护理、治疗的慢性病，贫困农户夫妻各自的劳动供给行为会发生怎样的变化？为应对配偶慢性病的冲击，丈夫或妻子本人是如何对家庭事务和市场工作劳动进行调整的？这些调整又对自身的农业劳动时间供给有何影响？

1.1.2 研究意义

随着我国"人口红利"的消失，农村劳动力逐渐紧缩、老龄化趋势日益加剧，农业劳动生产不足、疾病风险加大、因病致贫等农村社会经济发展问题相伴而生。本书基于新农合促进经济效率、实现社会公平的政策目标，根据相关经济学理论深入分析我国新农合政策对劳动供给的影响效应以及因病致贫的缓解作用，并进一步考察农村贫困家庭本人及配偶慢性病对夫妻双方劳动供给的影响。以上这些研究不仅是一个具有一定新意的课题，而且研究成果将具有比较重要的理论意义和现实意义。

1. 理论意义

由于我国新农合制度与世界其他国家医疗保险制度存在一定差异，可供直接借鉴的理论模型并不多见。为此，本书主要以健康生产、家庭时间分配、能力贫困等相关经济学理论为基础，构建出中国新农合制度对农村劳动力供给和贫困影响的理论分析模型，从而进一步丰富和完善健康经济学、劳动供给和福利经济学的理论体系。

2. 现实意义

本书研究具有以下两点现实意义：

第一，对中国农村劳动力呈现老龄化特征后如何保障农村劳动有效供给具有重要政策意义。本研究除了考察新农合对农村成年劳动力影响，还分析了农村 50 岁及以上中老年居民参加新农合的农业劳动供给行为变化，该研究内容和成果对新农合政策完善以及相关农业劳动支持政策的设计与安排提供实践依据。

第二，有助于为新农合在精准扶贫、健康扶贫工作过程中如何解决农民因病致贫问题提供了一定借鉴。首先，新农合的社会保障功能不仅体现在调整国民收入分配、减轻贫困者经济负担，还体现在改善劳动者身体素质、提高农民特别是贫困居民的劳动积极性和生产效率。本研究分别探讨了新农合对健康水平较低人群和低收入家庭的劳动供给影响作用，强调了新农合保障对弱势群体劳动供给的重要性，这对新农合的健康扶贫具有重要参考价值。其次，考察新农合的因病致贫缓解效果是否因农村交通状况、医疗服务资源供给而有所差异，以期为改善农村道路、加强医疗卫生机构建设提出相关政策建议，确保新农合在健康扶贫工作中的实施效果。最后，深入分析高血压病冲击下贫困户夫妻家务劳动和市场劳动的行为反应，为完善新农合的农村高血压病保障工作提供借鉴。

1.2　研究目标与研究内容

1.2.1　研究目标

本书的总目标是通过利用中国健康与营养调查（CHNS）的微观数据，从农户层面评估分析我国新农合政策对农村居民劳动力供给的影响效应及因病致贫的缓解作用，并考察贫困家庭在慢性病冲击下夫妻各自的劳动供给行为变化，为完善新农合制度、促进农村经济和农业发展的政策制订提供参考依据。具体目标有以下几点内容。

（1）采用倍差法估计新农合对农业劳动时间、非农劳动参与、劳动力退出以及因病不能工作时间的影响效应，并分析新农合对以上劳动供给结果的影响是否因农民性别、年龄、健康状况以及收入而存在显著差异。

（2）基于生存分析视角考察新农合政策对农户因病致贫的缓解效果，并找出哪些关键因素会阻碍新农合对因病致贫的缓解作用。

（3）针对农村贫困家庭，分析慢性病对夫妻双方劳动供给的影响，并检验家务劳动是否为配偶慢性病影响本人劳动供给的一个重要渠道。

1.2.2　研究内容

本书研究内容共分为以下 9 个章节：

第 1 章是导论。作为开篇，本章节介绍了新农合政策自 2003 年实施以来的发展情况，包括新农合的筹资额度、参合人数、参合率以及补偿水平等；对参合农民的医疗服务利用和健康改善状况进行了简单描述；揭示了当前农村劳动力老龄化的严峻形势，农村"因病致贫、因病返贫"的现实问题。基于上述背景，提出本书的研究问题，并对研究意义、研究目标与内容、方法与数据进行说明。

第 2 章是理论基础和文献综述。首先，对与本书相关的经济学理论进行阐述，包括健康需求理论、劳动供给理论、福利经济学理论以及贫困理论，并根据以上理论对新农合的政策意义进行必要的理论解释；其次，对以往相关的实证研究文献进行了梳理和总结；最后，在对文献评述的基础上提出进一步的拓展方向。

第 3 章是新农合对劳动供给、贫困缓解的作用机理分析。首先，对我国新农合政策的发展历史和总体实施情况进行了概括，并对参合农民的医疗服务利用、住院费用和健康状况进行描述性统计分析，以便理清并揭示出新农合对劳动供给、贫困缓解影响的主要途径；其次，基于家庭时间配置的理论基础，将农户的劳动供给行为分为农业劳动和非农工作，构建出一个新古典农户家庭生产决策的模型，考察新农合对农业劳动和非农工作的影响机制；最后，从理论上对新农合缓解农户贫困的作用机理进行详细阐述，包括健康冲击、农户贫困与新农合的关系以及新农合在补偿效应和收入效应方面对农户贫困的缓解机制。

第 4 章是新农合对劳动供给影响的实证分析。研究内容包括：第一，按照自然实验的研究方法，构造出实验组和控制组，即新农合参合组和非参合组；

第二，对本章使用的倍差法估计模型进行反事实检验，以验证倍差法假设条件的合理性；第三，采用倍差法线性回归模型估计新农合对农业劳动时间、非农劳动参与、劳动力退出以及因病不能工作时间的影响；第四，对倍差法估计结果进行稳健性检验，并进行结果讨论。

第 5 章是新农合对不同群体劳动供给的影响分析。按照农民的性别、年龄、身体健康状况以及家庭收入水平对研究总样本进行分组，分别考察新农合对男性和女性、50 岁以下农民和 50 岁及以上中老年人、健康较差和健康较好者、低收入组和高收入组农民劳动供给的影响效应。

第 6 章是新农合对农户贫困缓解作用的实证分析。首先，采用世界银行贫困线、国家贫困线以及多维贫困标准等贫困指标来衡量农户是否陷入贫困状态；其次，基于生存分析方法的研究框架，采用 Kaplan – Meier 生存函数对农户因病致贫风险的变化趋势及分布特征进行描述；最后，采用离散型时间 cloglog 风险模型估计新农合对农户因病致贫的缓解作用，并对收入差异下新农合及其他公共政策可能存在的"逆向选择"问题进行探讨。

第 7 章是新农合对农户因病致贫的缓解作用差异分析。从农村交通状况和医疗服务资源供给两个方面，分别考察新农合对农户因病致贫的缓解作用差异。在农村交通状况方面，根据农村道路状况和是否有公共汽车站将研究总样本分为交通状况较差和交通状况较好两组子样本；在医疗服务资源供给方面，按照村级或乡镇医疗机构床位数和医务人员数将研究总样本分为医疗服务供给水平较低和医疗服务供给水平较高两组子样本。在以上分组情况下采用离散型时间 cloglog 风险模型，分别估计"新农合"与"健康冲击"交互项对农户贫困风险率的影响并进行对比分析，以检验新农合对因病致贫的缓解作用是否因农村交通状况和医疗服务资源供给而存在差异。

第 8 章是贫困农户的慢性病与劳动供给分析——以高血压病为例。本章节针对贫困农户家庭成员高血压病的患病情况，采用联立方程组模型分析了本人或配偶高血压病对个人农业劳动供给时间和非农劳动参与的影响。另外，对配偶高血压病影响个人农业劳动时间的家务劳动中介效应进行了实证检验。最后，对高血压病贫困患者的医疗服务利用情况进行分析。

第 9 章是研究结论与政策建议。基于以上实证研究，总结出主要研究结论，提出有关政策建议，为政府决策提供政策参考。

1.2.3 技术路线图

基于研究目标和研究内容，本书的技术路线如图 1 – 1 所示。

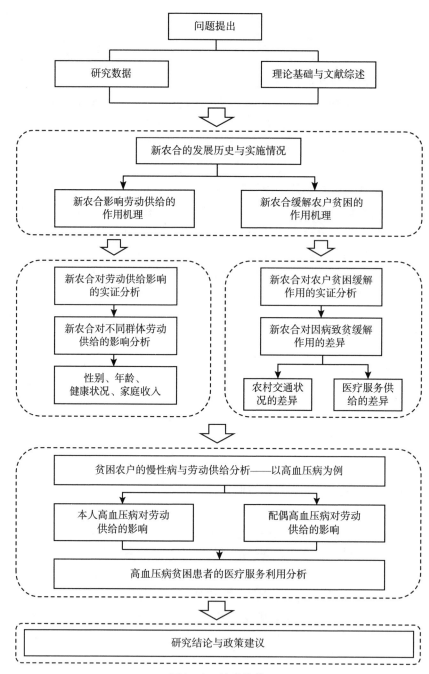

图 1-1　技术路线

1.3　研究方法与数据

1.3.1　研究方法

本书采用的是理论探讨与实证分析相结合的研究方法。在理论探讨方面采用的是定性分析方法和比较静态分析方法；在实证研究方面采用的研究方法包括自然实验、生存分析以及计量经济分析。

（1）定性分析。本书的定性分析主要用在对新农合缓解农户贫困的作用机理分析。通过结合福利经济学理论、贫困理论以及新农合政策相关内容，阐述了新农合政策主要通过经济补偿效应和健康收入效应两个途径来缓解农户的因病致贫，进而减少贫困发生的风险。

（2）比较静态分析。比较静态分析是研究微观个体经济行为的主要理论分析方法。本书基于比较静态分析的研究范式，对由农户家庭生产函数推导出的农户劳动供给函数方程，分别就新农合对劳动供给、慢性病对劳动供给的影响作用机理进行了理论探讨。

（3）自然实验。自然实验法是对政策进行影响评估分析的一门主要研究方法，其目的在于克服政策实施过程中一些非随机因素或混杂因素对评估结果可能造成的偏误。本书采用自然实验法的分析思路对新农合政策的劳动供给影响效应进行考察。具体而言，可以将农户分为新农合参合组（实验组）和非参合组（对照组），然后采用倍差估计模型估计出新农合政策实施后参合组农民的劳动供给影响效应，该效应也被称为政策对作用组的平均处理效应（average treatment effect on the treated，ATT）。由于该影响效应是通过倍差法的二次差分消除混杂因素后的政策影响结果，因此估计结果更加精确。

（4）生存分析。为了考察新农合政策对农户贫困缓解的长期影响效应，本书依据生存分析的方法框架，将农户贫困定义为：农户在经历过某一段非贫困时间后而陷入贫困的状态。在该贫困定义下，可以通过 Kaplan - Meier 生存函数估计出农户陷入贫困状态的风险概率，并进一步通过计量经济模型 cloglog 风险回归模型估计新农合对农户贫困风险的影响。

（5）计量经济分析。针对不同的研究问题，本书将采用倍差法线性回归模型、工具变量、面板固定效应、两部分模型、离散型时间 cloglog 风险模型以及联立方程组等多种计量经济分析方法进行研究。其中，倍差法线性回归模型用于对新农合劳动供给影响效应的评估分析；为了克服新农合的内生性和样本选择问题，本书还采用工具变量、面板固定效应以及两部分模型对倍差法的估计结果进行稳健性检验；对于新农合对农户贫困风险的缓解作用，本书在生存分析方法的框架下，采用离散型时间 cloglog 风险模型对其进行估计；由于农户夫妻劳动供给内在相关性，因而本书采用联立方程组考察慢性病对丈夫和妻子的劳动供给行为影响，以缓解模型的内生性问题。

1.3.2　数据来源

研究数据来源于中国的健康与营养调查（CHNS），该数据集是一个反映城市和农村居民医疗保障、健康状况以及工作情况的长期跟踪微观调查数据，由美国北卡罗来纳大学和中国疾病预防控制中心共同创建完成的。调查地区有辽宁省、黑龙江省、河南省、山东省、江苏省、湖北省、湖南省、贵州省和广西壮族自治区，从 1989 年开始至今一共经历了九次调查（1989 年、1991 年、1993 年、1997 年、2000 年、2004 年、2006 年、2009 年和 2011 年）。调查采取多阶段分层随机抽样方法，每轮调查共访问 200 个左右城乡社区，在每个社区随机抽取访问约 20 个家庭，受访者包括小孩、成年人及中老年群体，调查样本量一共有将近 7200 户的农村和城市家庭，包含超过 30000 条以上的个人调查记录。调查内容涵盖了从个人及家庭到社区层面的相关信息，包括个人基本特征、健康状况、医疗保险、医疗服务利用、劳动就业、家庭收入及设施、财富资产、社区环境等，这些调查内容为本书提供了很好的数据资料和研究基础。

1.4　本书可能创新之处

本书工作可能在一些研究内容和研究方法应用方面有所创新，具体有以下两点内容。

（1）在研究内容上的创新。作为一项社会性的医疗保障制度，人们往往会更多关注新农合是否解决了农民"看病贵、看病难"的社会公平性问题，却忽视了新农合对改善劳动生产、促进经济效率的重要性。新农合对农村劳动供给产生什么样的影响？特别是农村弱势群体参加新农合后的劳动供给状况发生怎样的变化？现有研究都较少回答。另外，在健康对劳动供给影响的文献研究中，多数只针对个人健康情况对自己劳动供给的影响分析，而缺少从家庭层面考虑配偶患病后其丈夫或妻子的市场劳动行为反应及家务劳动时间的变化。为此，笔者将对以上研究问题进行深入分析，对现有的研究内容作出补充和完善。

（2）在研究方法应用上的创新。一方面，本书采用基于自然实验条件下的倍差法对新农合政策的劳动供给影响效应进行评估分析，从而消除一些潜在的混杂因素对估计结果造成的偏误，方法应用上将更为严谨、科学；另一方面，对倍差法的"共同趋势"假设条件进行检验，以验证倍差法使用的合理性，并且采用工具变量、固定效应、两部分模型对新农合的内生性和样本选择问题加以克服，以检验倍差法估计结果的稳健性。

第 *2* 章

理论基础和文献综述

2.1　理　论　基　础

新农合对劳动供给和贫困的影响机理是建立在多个理论基础之上的。本部分将对与本书研究相关的健康需求理论、劳动供给理论、福利经济学理论以及贫困理论的主要内容进行概括和梳理，为本书后续关于新农合影响劳动供给、贫困缓解以及慢性病对家庭夫妻劳动供给影响的理论模型构建和机理分析奠定理论基础。

2.1.1　健康需求理论

1. 健康资本

随着人力资本理论的创立和发展，人力资本对经济发展和改善生活福利的积极作用日益受到重视。早期的人力资本理论通常将人力资本定义为一个人的教育、知识、技能和经验，因而大多数研究主要探讨个人受教育程度、工作经验对市场劳动行为及工资收入的影响。米西肯（Mushkin，1962）正式将健康纳入人力资本的考察范围内，他认为健康具有与教育类似的投资过程和收益回报。具体来说，人们可以通过健康投资（如参加体检、使用医疗服务资源等），进而改善个人健康状况和积累健康的人力资本，其健康收益回报最终体现在他的市场劳动表现，包括工作效率、就业机会及收入等。格罗斯曼（Grossman，1972）首次将健康资本的概念数理模型化，他基于投资理念构建了对健康和健康投资的需求模型。格罗斯曼（Grossman）模型指出，健康资本初始存量的质量部分是先天的，而剩下部分则是后天形成的。随着年龄增大，健康资本折旧率将不断提高，消费者的健康资本存量因此而下降。为弥补健康资本不足、维持健康水平，消费者不得不增加对健康的投资，因此，消费者对健康需求会随着健康折旧率的提高而增加。

有学者指出，对医疗服务的需求实际上一种健康的派生需求（Paul，1979）。这是因为，一方面，对医疗服务资源利用的增加，能够抵消由于年龄增加所导致健康资本存量的迅速贬值；另一方面，增加医疗服务利用实际上也是对提高健康水平的一种资本投入，以期能够在劳动力市场上获得更好的人力资本回报。而社会医疗保险又是一项能够直接影响消费者对医疗服务需求的重要因素。由于医疗保险降低了患病者对医疗服务利用的边际成本，有助于促进他们对医疗服务资源的使用，因而有利于增加其健康的资本存量。以我国的新农合制度为例，相关经验研究表明，农民参加新农合后对医疗服务的利用明显增加，而健康状况也得到显著改善（程令国，张晔，2012；李湘君等，2012）。其中，医疗服务利用率的提高成为新农合政策影响参合者健康水平的一个重要渠道（程令国，张晔，2012）。因此，新农合实际上是对农民健康的一项人力资本投入，通过改善农民健康，对农民劳动效率的提高有着重要且积极的作用。

2. 健康生产函数

格罗斯曼（Grossman，1972）基于健康资本的概念，进一步提出了健康生产的理论框架。按照 Becker（1965）的家庭生产理念，格罗斯曼认为健康是家庭通过相关投入和所需时间而生产出来补充健康资本损耗的一种消费品，由此可以给消费者带来效用的增加。健康产出和投入要素之间的关系可以通过健康生产函数来描述，健康产出可以通过不同的物品投入组合来获得。健康生产要素一般包括医疗服务利用、医疗服务利用的时间投入、生活方式及社会经济地位，其健康生产函数为：

$$H = f(M, T^m, G, S) \tag{2.1}$$

其中，H 表示消费者的健康；M 表示医疗服务；T^m 表示医疗服务利用的时间投入；G 表示消费者选择的生活方式；S 表示个人的社会经济地位特征，如教育、职业等。在健康生产函数下，可以通过不同健康生产要素之间的替代，从而达到同样的健康产出水平。例如，可以通过改变个人的生活方式（如减少吸烟、酗酒等）来代替医疗服务利用，从而实现同样的健康产出。健康生产函数的基本思想原理在于，消费者对医疗服务的利用归根到底是对健康的需要，医疗服务利用只是用于生产健康的一项投入要素，对医疗服务的需求实质是对健康的派生需求。也就是说，医疗服务利用只是"手段"，而实现健康生产才是"最终目的"。

如果对生产要素再分类，可以将医疗服务要素做进一步细分，因而式(2.1) 可以转变为 $H = f(M_1, M_2, M_3, \cdots)$，其中 M_1 可以表示为门诊医疗服务，M_2 可以表示为住院治疗，M_3 可以表示为药物使用。这些医疗服务利用在新农合政策支持下，使得参合农民对医疗服务的利用可以得到一定的经济补偿，因此新农合事实上通过降低各项医疗服务要素的使用成本，增加了农民对医疗服务的利用，从而提高了农民的健康水平。由此可见，健康可以被当作是新农合政策的产出结果，即在农民的健康生产函数中，新农合医疗保险被视为是生产健康的一种投入要素。

3. 格罗斯曼（Grossman）模型

格罗斯曼（Grossman，1972）是健康需求理论的开创者，他在健康资本和健康生产函数的基础上，构建出一个系统性的健康需求理论模型框架。在格罗斯曼（Grossman）模型中，健康资本具有以下三个主要特征。第一，以往的健康资本与教育类似，其作用在于提高劳动生产率，但格罗斯曼（Grossman）模型的健康资本既可以用于生产也可以用于消费。第二，对健康的需求导致了消费者对健康投资的需求，医疗服务是生产健康的主要投入要素之一，因而对医疗服务的需求是对健康的派生需求；随着年龄的增加，个人的健康资本会不断折旧，为弥补健康资本的损失，人们会增加对健康的投资。第三，教育人力资本与健康资本的关系，体现为教育可以提高健康投入要素的使用效率，例如，受教育水平较高的人，在医疗服务使用上的时间成本往往会比较低，因而减小了他们对健康投资的边际成本。接下来，将对格罗斯曼（Grossman）健康需求模型的基本框架进行描述。

假设个体的跨期效用函数表达式为：

$$U = U(\phi_0 H_0, \phi_1 H_1, \cdots, \phi_i H_i, Z_0, Z_1, \cdots, Z_i) \tag{2.2}$$

其中，H_i 表示为个体第 i 时期的健康资本存量，ϕ_i 表示每单位健康资本所产生的健康收益，因此 ϕ_i 与 H_i 的乘积表示健康资本产生的总收益，如劳动供给或收入等。Z_i 则表示其他消费品。假定初始健康水平 H_0 是外生的，那么以后各期的健康存量就取决于健康的折旧和投资，因而当期健康存量与下一期健康存量的关系，其表达式为：

$$H_{i+1} - H_i = I_i - \delta_i H_i \tag{2.3}$$

其中，I_i 表示第 i 时期的健康投资，δ_i 表示第 i 时期健康资本的折旧率，并假定与年龄正相关，即年龄越大，健康资本的折旧率也越大。根据家庭生产理论，健康投资 I_i 和其他消费品 Z_i 由以下函数决定：

$$I_i = I_i(M_i, \ T_i^M; \ E_i) \tag{2.4}$$

$$Z_i = Z_i(X_i, \ T_i^X; \ E_i) \tag{2.5}$$

其中，M_i 表示医疗服务，T_i^M 表示使用医疗服务的时间投入，X_i 表示用于生产 Z_i 的投入品，T_i^X 表示用于生产 Z_i 的时间投入，E_i 表示受教育程度。事实上，影响健康投资的因素除了医疗服务外，还包括生活方式、饮食习惯等，但 Grossman 模型强调对健康投资影响最大的是医疗服务。同时，消费者面临以下两个约束条件，分别是收入约束和时间约束：

$$\sum_{i=1}^{n} \frac{P_i^M M_i + P_i^X X_i}{(1+r)^i} = \sum_{i=1}^{n} \frac{W_i T_i^W}{(1+r)^i} + A_0 \tag{2.6}$$

$$T_i^W + T_i^L + T_i^M + T_i^X = T \tag{2.7}$$

式（2.6）是收入约束。其中，P_i^M 是医疗服务价格，P_i^X 是投入品 X_i 的价格，r 是市场利率，W_i 是市场工资率，T_i^W 表示用于劳动力市场的工作时间，A_0 是除劳动工资外的初始收入。式（2.7）是时间约束。其中，T_i^L 表示因遭受伤病而损失的劳动或正常生活的时间，T 表示拥有的时间总资源。在收入约束式（2.6）和时间约束式（2.7）条件下，对效用函数式（2.2）进行关于健康资本和其他消费品的最优化问题求解。求解最优化所得到一阶条件下的均衡结果是第 i 期健康投资的边际成本等于边际收益的现值，其表达式为：

$$G_i\left[W_i + \left(\frac{Uh_i}{\lambda}\right)(1+r)^i\right] = \pi_{i-1}(r+\delta_i) \tag{2.8}$$

其中，$G_i = \frac{\partial h_i}{\partial H_i}$ 表示为健康资本的边际收益，$Uh_i = \frac{\partial U}{\partial h_i}$ 是健康资收益的边际效用，λ 是健康的影子价格，π_{i-1} 是健康投资的边际成本。式（2.8）左边是第 i 期健康资本的边际产出，由健康资本的边际收益和健康收益的边际效用两部分组成；等式右边是健康资本的租用价格或机会成本，相当于持有每一个单位健康资本在其中一个时期内的使用成本。进一步可以将式（2.8）转换为以下表达式：

$$\gamma_i + a_i = r + \delta_i \tag{2.9}$$

其中，$\gamma_i = \frac{W_i G_i}{\pi_{i-1}}$ 表示健康作为投资品的市场回报率；$a_i = \dfrac{\left(\dfrac{Uh_i}{\lambda}\right)(1+r)^i G_i}{\pi_{i-1}}$ 表示健康作为消费品的边际效用价值。式（2.9）说明了在均衡条件下，健康投资

的货币边际回报率等于健康投资的价格。可以看出，在 Grossman 模型中，健康资本既可以被视为投资品，也可以被视为消费品。作为投资品，健康资本的增加使得劳动者可以利用更多的时间，因而有更多的机会参与到市场活动当中，由此带来的劳动收益可以增加效用水平；作为消费品，健康可以直接影响消费者的效用，这是因为健康的改善可以减少个人因疾病而产生的"痛苦"，因而好的健康会增加消费者的效用。

格罗斯曼健康需求模型基于个体决策行为，可以解释异质性个体的健康在年龄、收入等方面的差异。该模型指出，人们出生时初始健康水平的差异相对较小，但随着年龄增加，健康资本的折旧不断增加，健康水平不断下降；另外，低收入者与高收入者也存在较大的健康差异，其原因在于低收入群体遭受健康冲击的风险更大，健康水平一般比高收入者要低。为此，老年人、低收入群体往往对健康的需求更大，如果没有相关政策干预，个体之间的健康差异很可能因此而存在。如何缩小不同年龄、收入群体间的健康差距，减少低收入特别是农村贫困家庭的医疗经济负担是公共卫生政策的重要内容之一。从医疗需求方面来看，新农合政策的保险机制可以减轻健康较差、低收入人群的医疗负担，从而对这部分健康、医疗需求较大的人群给予经济上的支持和补偿，以提高他们对健康的有效需求进而实现健康资本的劳动收益回报。

2.1.2　劳动供给理论

1. 劳动—闲暇模型

劳动—闲暇模型是分析个人劳动供给行为的基本理论模型。具体而言，除去吃饭、睡觉以及其他维持生命而不能挪用的时间外，劳动者可以自由支配剩下的时间资源，劳动者对这些剩余时间可以选择一部分用于闲暇来消费各种活动（如旅游、健身等），而选择其余时间作为劳动供给以获得收入（Ehrenberg & Smith，2002）。由于闲暇消费直接增加了个人的效用水平，而劳动所获得的收入则可以通过购买市场商品消费间接增加个人效用，因此劳动者可以被视为消费者，他将在闲暇和劳动二者之间选择，对不同闲暇和劳动时间资源分配结果进行取舍及排序，最终形成一个最优组合偏好以满足自己的效用最大化。在这里，闲暇属于一种正常商品，就像任何其他商品和服务一样可以为个人带来效用和满足，因而闲暇也具有自身的价格或机会成本。对于只有闲暇和劳动的两种选择组合，闲暇价格或机会成本将等同于劳动的市场工资率，例如一个人看一个小时电视所付出的成本，是他这一个小时用于工作所挣得的工资性收入。这意味着，一个人的市场工资率越高，他所面对闲暇的机会成本即价格也越高。劳动—闲暇模型同时强调个人财富或总体收入水平的重要性，这是因为对闲暇的需求不仅受其价格影响，还取决于个人的实际收入水平。

劳动者关于劳动时间的决策结果是由闲暇偏好、工资率和收入共同影响的。当工资率增加时，同时有两种效应会对个人劳动供给行为产生影响。一是收入效应，即在闲暇价格或机会成本不变的条件下，由于工资增加而带来的收入水平提高，会使得劳动者希望消费更多的闲暇时间，因而减少市场劳动供给。可见，随着工资率上升，收入效应对个人劳动时间有负向影响作用。二是替代效应，也就是说在其他收入保持不变的条件下，市场工资率的增加导致了闲暇的机会成本提高，进而使得劳动者减少闲暇需求、增加劳动供给时间。此时，替代效应对个人劳动时间有正向影响作用。由于两种效应对劳动行为的作用方向是相反的，故当工资率增加时，劳动—闲暇模型无法预测最终劳动时间的变化结果。如果收入效应占主导，则个人劳动供给曲线的斜率是负的；相反，如果替代效应占主导，那么个人劳动供给曲线的斜率会是正的。因此，个人劳动供给曲线很可能会是一条在某一工资区间为正斜率曲线，而在另一工资区间为负斜率曲线，如图 2–1 所示的"向后弯曲的劳动供给曲线"。该曲线在工资率较低的时候，斜率表现为正；而在工资率较高的时候，斜率表现为负。其所暗含的经济意义是，在工资率处于较低水平下，劳动者对提高自身收入水平的愿望更大，因而闲暇需求较少、劳动时间较多，此时替代效应要大于收入效应（曾湘泉，2010）。然而，当工资率超过某一数值处于较高水平时，由于劳动者变得更加富有，转而更加重视闲暇消费，故劳动时间有所减少，此时收入效应要大于替代效应。

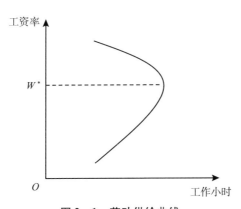

图 2–1　劳动供给曲线

劳动—闲暇模型为本书研究新农合对农民劳动供给影响奠定了理论基础。新农合制度作为农民健康的重要保障，使农民健康得到改善后，他们对工作和闲暇的偏好很可能因此发生较大的变化，既可能会投入更多的时间和精力在工作上以期取得更好的收入，也可能由于对闲暇需求增加而减少劳动时间。此外，向后弯曲劳动供给曲线展示出个人劳动供给行为会随工资水平发生变化，这意味着个人劳动供给可能会因其经济生活水平而有所不同，因此需要考察新农合对农民劳动供给影响在不同收入水平上的差异性。

2. 家庭时间配置模型

传统微观经济学对市场经济活动的描述是假定产品生产由企业来完成，而家庭则被视为是购买产品和服务的消费者。然而，这种假定条件对分析的农户市场行为存在一定局限，因为农户在整个经济系统中同时具有消费者和生产者双重角色的特点。一方面，农户对市场上的商品有消费需求，通过购买获得想要的商品来满足自己的愿望；另一方面，农户从事农业方面的生产经营活的，通过销售农产品为家庭挣得收入。如果仅仅将农户当作是市场上的生产者或是消费者，显然是不合适的。贝克（Becker，1965）认为，家庭实际从事着大量的生产活动，家庭通过从市场上购买物品并投入时间生产出家庭所需要满足的产品，而这种由家庭所生产的产品真正构成了家庭的最终效用。这意味着，家庭既是一个能够进行专业化产出的生产单位，又是一个可以实现消费效用最大化的消费单位。为此，贝克（1965）通过引入家庭生产函数，并以家庭生产出来的产品组合直接作为家庭效用函数的求解集合，系统地构建出一个较为完整的家庭时间配置模型。该理论模型由以下四个关键函数方程组成。

（1）家庭生产函数。家庭生产函数是一个由家庭生产的产品、从市场购买的物品投入及其时间耗费三个重要变量构成的函数模型，它反映了一定技术条件下家庭生产要素投入与产出之间的关系，其方程表达式为：

$$Q_i = f_i(x_i, T_i) \tag{2.10}$$

其中，Q_i 表示家庭生产的第 i 种产品数；x_i 表示家庭为生产该产品所购买的市场商品，即家庭生产要素的物品投入；T_i 表示家庭为生产该产品所付出的时间，即家庭生产要素的时间投入；$f_i(\cdot)$ 表示家庭生产函数，以物品和时间投入作为自变量、生产产品作为因变量，并假定严格拟凹、连续以及二次可微。家庭生产函数可以是一种市场产品的家庭投入与生产关系，如农户为生产粮食需要投入农肥和耕作时间；也可以是非市场产品的投入产出关系，如家庭为提高健康水平而可能会增加对医疗资源的利用和就医时间。

（2）家庭效用函数。在家庭生产基础上，产品直接进入家庭效用函数，家庭根据这些产品选择一个最优的偏好组合，使其效用函数最大化，其方程表达式为：

$$U = U(Q_1, Q_2, \cdots, Q_n) = U(f_1, f_2, \cdots, f_n) = U(x_1, x_2, \cdots, x_n; T_1, T_2, \cdots, T_n)$$

$$(2.11)$$

如式（2.11）所示，虽然 Becker 家庭效用函数反映的是家庭所生产产品的效用水平，但实质上是对市场购买商品和时间投入的最优化过程，假定家庭效用函数是严格拟凹、连续以及二次可微的，那么可求解出家庭对产品组合最优偏好下的时间分配决策结果。

（3）收入约束。家庭对生产和消费的选择会受到收入预算的约束，其方程表达式为：

$$\sum_i^n p_i x_i = Lw + V \qquad (2.12)$$

其中，p_i 是第 i 项投入物品 x_i 的市场价格；L 表示家庭的劳动时间；w 是家庭在每单位时间内所获得的劳动收入报酬；V 表示家庭的其他非劳动性收入，如政府补贴、亲友馈赠等。式（2.12）表明，家庭对所有市场商品的购买支出等于家庭的总收入来源，其中家庭收入由劳动性收入和非劳动性收入两部分组成。

（4）时间约束。由于时间资源是有限的，家庭对生产和消费的选择还会受到时间配置上的约束，其方程表达式为：

$$\sum_i^n T_i = T - L \qquad (2.13)$$

其中，T 表示为家庭所拥有的时间总资源；$\sum_i^n T_i$ 表示家庭生产不同产品所需时间的总和。式（2.13）反映了家庭在既定时间资源下，其劳动时间和家庭生产投入时间的组合，即一个家庭的时间配置是由其市场劳动时间和家庭生产时间构成的。

由于农户生产和消费的不可分性，这就需要在一个同时考虑生产与消费的经济系统下对农民的劳动行为进行考察。Becker 的家庭时间配置模型通过把家庭生产决策和家庭效用两者结合起来，对家庭可能存在的市场劳动和家庭生产时间分配模式进行了详细论述，这为分析我国农村家庭的劳动供给行为提供了一些启示。一方面，新农合可以被视为是促进家庭生产的一种健康投资，在新农合的影响下，家庭的劳动时间配置可能因此而发生变化；另一方面，农户也可能因遭受疾病冲击而对家庭生产和市场劳动的时间分配利用进行重新安排和调整，以便寻求一个最优组合从而达到家庭的经济福利最大化。

3. 时间三分法模型

尽管贝克（1965）的家庭时间配置模型在一定程度上解决了家庭内部时间利用的决策问题，但该模型没有考虑家务劳动时间的影响。明瑟（Mincer，1962）指出，在考察有关家庭内部夫妻的劳动分工决策尤其是已婚女性的劳动参与，不能忽视家务劳动的作用，由于男性和女性的生理差异和比较优势，男性把主要时间和精力都投入到市场劳动，而女性除了承担家务劳动外还会参与市场工作，因而市场工作对女性家务劳动的替代性较男性而言更强。其可能的结果是，在考虑家务劳动因素后，家庭男性和女性的劳动供给变化应当会有所差异。格鲁诺（Gronau，1977）对贝克（1965）的家庭时间配置模型进行了完善，他将家庭或个人的可支配时间具体划分为市场工作、家务性劳动和闲暇三个部分，因此而构建出一个能够反映家务劳动的时间三分法模型。格鲁诺进一步采用以色列和美国的调查数据进行了实证分析，结果发现，市场工资率的增加，对个人家务劳动有显著减少作用，而对闲暇和劳动供给的影响不确定；非工资性收入的增加会减少女性的家务劳动时间，而增加了女性对闲暇的需求；相比之下，家庭小孩数量增加了女性家庭劳动，却减少其闲暇消费。这说明家庭成员特别是已婚女性家务劳动对社会经济因素的变化会作出不同反应，因而其在市场工作、家务劳动及闲暇时间分配也会有所改变。因此对家庭时间配置进行三分法划分是合理的。

另外，家庭成员及其配偶往往还需要面对的问题是采用怎样的决策方式能够达成一致，从而有效地分配各自的时间和职责。这一决策过程可能会由于夫妻之间的感情关系而变得较为复杂，而且他们在市场工作和家务劳动方面的决策还会受到劳动习惯的影响（Ehrenberg & Smith，2012）。就目前情况来看，已婚夫妇家庭时间配置的决策过程类型具体包括两大类。一类是，共同偏好模型。该模型假定家庭是单一的决策单位，夫妻的决策过程具有"一致同意性"，即个人所追求的效用目标与家庭保持一致，其个人福利水平在最优状态的加总等同于家庭整体福利的最优（Samuelson，1956）。另外，夫妻形成共同偏好的原因还可能由于各自都是"利他主义"个体（Becker，1976）。也就是说，个人的效用不仅取决于自己的消费和闲暇，还包含了配偶对消费和闲暇的偏好。丈夫或妻子所作出的最终决策既是实现自己效用最大化的结果，同时也代表了其配偶效用的最优状态。另一类是，集体博弈模型。该模型假定夫妻有各自独立的偏好及效用函数，家庭时间分配的决策过程实质上是夫妻双方所经历的一个讨价还价的博弈过程，而这个过程又以双方各自所拥有的谈判资源和比较优势作为谈判筹码，在谈判人的合作收益或非合作收益最大化基础上，最终形成家务劳动和市场工作的均衡决策结果（Manser & Brown，1980；McElroy & Horney，1981；Chiappori，1988；Chiappori，1997）。然而，无论是采用哪类决策模型，关于家务劳动时间的安排是家庭劳动供给决策过程中所必须面对的问题，这也进一步突出了家庭时间配置三分法的必要性。

时间三分法模型充分强调了家务劳动在家庭劳动供给决策中的作用，这对本书研究高血压病对贫困农户夫妻劳动供给的影响有重要参考价值：当家庭内某个成员患有疾病时，所产生的影响不仅会减少自身劳动供给，还可能会通过家务劳动这一重要渠道影响其配偶的市场工作时间；同时，由于农村家庭"男主外、女主内"的不同劳动分工角色，这种因疾病导致配偶劳动供给变化的程度可能因性别而存在差异。

2.1.3　福利经济学理论

1. 国民收入分配

1920 年，英国经济学家阿瑟·赛西尔·庇古出版了《福利经济学》，书中对国民收入分配的重要性进行了详细阐述。基于边际效用价值论，庇古首先对福利进行了定义，认为一个人的福利寓于他自己的满足之中，这种满足可因对财物的占有而产生，也可因知识、情感、欲望等而产生，全部福利则应该是这些满足的总和（许崴，2009）。为了能够对经济福利进行货币化衡量，庇古区分了经济福利与非经济福利的差异，其中，经济福利是能与货币尺度建立联系的满足与不满足，而且这种联系不是一种简单的、直接的联系，而是通过对物品占用欲望的强烈程度所反映出来的。庇古进一步指出，经济福利可以被视为等价于国民收入："正是由于经济福利是可以直接或间接地与货币量相联系的那部分总福利，因此国民收入是可以用货币衡量的那部分社会客观收入，当然包括从国外来的收入，因此经济福利和国民收入是对等的两个概念，对其中之一的内容的任何表述，就意味着对另一个内容的相应表述。"[①] 因此，庇古提出了关于经济福利的两个基本命题，第一，基于消费品计量的国民收入或国民所得代表了一国经济福利的大小，增加国民收入的总量，意味着提高社会经济

---

① 庇古. 福利经济学［M］. 北京：商务印书馆，2006.

福利；如果穷人所获得的收入没有减少，而整个社会的国民收入得到增加，那么该国的社会经济福利也相应增加；为此，优化经济资源配置是促进国民收入增加、提升社会经济福利水平的重要途径。第二，经济福利的变化与国民收入分配的变化是紧密相关的，实行收入平均分配能最大化社会福利；根据收入的边际效用递减规律，穷人对每一货币收入单位增加的效用要高于富人对每一货币单位的损失效用；因此，通过公共政策干预实现货币收入由富人向穷人的转移，是提高穷人实际购买力最重要的国民收入分配方式，最终穷人福利水平的提高相应地增加了社会总福利。

为了促进城乡医疗服务均等化、缩小城乡居民的健康差距，政府通过实施新农合来调节医疗卫生资源在城乡间、贫富家庭间的分配及利用，从而实现农民在医疗服务利用和健康需求方面的社会公平。在我国，农业生产和非农劳动一直以来都是国民收入来源的重要组成部分，因此新农合对农民劳动供给的改善将对农村社会福利及经济发展具有重要的意义。

2. "帕累托改进"和"补偿原理"

庇古建立的旧福利经济学理论体系是以基数效用假设和人际效用可以比较为基础的，这在当时引起了一些经济学家的批判。其中，罗宾斯认为，效用反映的是人的主观感受，不可以通过基数来衡量，因而人与人之间的效用无法进行比较，因此经济学应该避免基于基数效用的假设前提（汪毅霖，2013）。在此之后，以帕累托、卡尔多、希克斯等为代表的新福利经济学对庇古的原有理论假设进行了修正，通过引入序数效用论、无差异曲线，避免主观效用不可计量和人际间效用不可比较的问题。帕累托在关于社会资源最优配置的阐述中，提出了"帕累托最优"标准，既在原有资源总量不可变的条件下，从一种分配状态到另一种状态的变化中，在没有使任何人的境况变坏的前提下，使得至少一个人变得更好，在这种状态下，社会资源实现了最优配置。如果社会资源未达到这种最优状态，则说明尚存在"帕累托改进"的余地。理论上，"帕累托最优"可以通过市场力量对资源进行不断优化，最终实现整个社会中经济资源得到最合理、最有效率的配置状态。但由于"帕累托最优"判定标准过于苛刻，经常与社会现实相违背。于是，一些学者尝试对"帕累托最优"标准进行修正，提出一系列"补偿原理"的福利判断标准，以增强帕累托标准的适用性。如卡尔多的"虚拟补偿原理"，即在一项公共政策实施过程中，如果受益者在补偿受损者后仍有剩余，则认为这种政策增加了社会福利；希克斯在卡尔多补偿标准基础上又进行了补充，提出"假定补偿原理"，认为只要社会经济政策以提高效率为导向且每项政策都能提高生产效率，国民收入就会不断增加，经过长期发展，所有社会成员的福利都能提高，政策执行后受损者最终会得到补偿（李伟，2011）。

以提升效率为核心的"帕累托改进"和"补偿原理"，揭示了公共政策对弱势群体福利经济的重要性。对于新农合而言，如果新农合使得农村弱势群体（如老人、低收入者等）的健康得到明显改善进而促进劳动供给，而其他社会成员的效用没有受到影响或效用损失较小，那么社会总福利水平将会增加，从而达到"帕累托最优"的状态。

3. 社会福利函数

在 20 世纪 40 年代，伯格森和萨缪尔森分别提出了社会福利函数理论。该理论强调社会福利是由个人福利构成的函数模型，个人福利则取决于他们消费的每一单位商品数量，投入的劳动或资本要素，社会福利最终由这些个人消费、生产及交换的要素变量所决定，其方程表达式为：

$$W = W[u_1(x_{1,1}, \cdots, x_{1,k}), \cdots, u_n(x_{n,1}, \cdots, x_{n,k})] \tag{2.14}$$

由此可见，要实现社会福利最大化，就要使个人福利达到最大化。社会福利函数理论并没有回避收入分配问题，他们认为"帕累托最优"不是判断社会福利的唯一标准，社会福利的改善不仅与资源配置效率有关，而且还受到收入分配的影响，即使生产和交换都符合恰当条件，处于最优状态，但没有合理的分配，社会福利仍然不可能达到最优状态（井润生，2002）。因此，仅关注资源配置效率是不够的，还需要考虑适当的收入分配状况。尽管阿罗不可能性定理表明，满足相应条件的社会福利函数并不成立，但其思想价值在新农合的社会公平性上得到了体现，即新农合不仅要让每一个农村居民能够享受到应有的基本医疗保障，同时也要最大限度地减少城乡居民的收入差距，特别是帮助贫困农民改善健康状况、促进劳动供给及收入，最终实现社会的公平收入分配。

2.1.4　贫困理论

1. 收入贫困

有关贫困问题的研究由来已久，最初的贫困概念指的是人们在收入或物质上无法满足日常生活的基本需要，贫困相应被定义为收入贫困。例如，西勃海姆在 1898 年提出"如果一个家庭的所拥有总收入不足以维持仅仅是物质生活所必备的需要,那么该家庭就处于贫困状态"①;1901 年,朗特里在其著作《贫穷:对城市生活的研究》中认为,"假如一个家庭的总收入无法维持整个家庭最基本的生活需求(如食物、衣服、燃料等),那便是贫困"②;劳埃德·雷诺兹(1982)则指出,"所谓贫困问题,是说在美国有许多家庭,没有足够的收入可以使之有起码的生活水平"。不难发现,上述对贫困的衡量紧紧围绕"最基本生活需要"这个条件,因此当家庭收入水平低于维持其基本生活需要时,该贫困常常被认为是收入上的绝对贫困。

从 20 世纪 50 年代开始,一些学者对贫困的理解进行了新的扩展,他们认为贫困不再是基于最低的生理需求,而是基于社会的比较,即相对贫困(杨立雄,谢丹丹,2007)。其中,汤森(Townsend,1979)指出,绝对贫困只能反映出自身生活水平状况如何,却不能反映出与其他家庭经济比较后的一个生活状况。即使部分人的收入满足自身生活基本需要,但因缺乏资源而被剥夺了享有正常社会生活水平和参与常规社会生活的权利,那么他们在收入上是相对贫困的。世界银行在 1981 年的《世界发展报告》中同样提出"当某些人、某些家庭或某些群体没有足够的资源去获取他们那个社会公认能享受到的饮食、生活条件、舒适和参加某些活动的机会,就是处于贫困状态"。

目前,我国是正从低收入国家迈向中等收入国家的转型时期,农村贫困呈现出绝对贫困与相对贫困并存的特点,即物质资源匮乏的农村地区中必然存在绝对贫困,而物质资源充裕的经济条件下也不意味着相对贫困的消失(陈宗胜等,2013)。绝对贫困反映了收入增长与基本生活需求的关系,而相对贫困则与收入分配有关。从新农合与贫困的关系来看,新农合缓解农户贫困的影响作用体现在,一是通过减轻患病农民的医疗经济负担,从而避免收入上的绝对贫困;二是通过增加农民对医疗服务资源的可及性,使每个农民能够平等地获得相应的医疗卫生服务,进而减小相对贫困。

2. 权利贫困

随着贫困理论的发展,一些学者认为导致贫困的深层次原因在于个人的社会权利不够,即部分群体在社会生活中由于处于弱势地位,如妇女、老人、残疾人、农民工等,往往长期被排斥在主流群体之外,因而无法与其他公民享受

---

① 洪秋妹. 健康冲击对农户贫困影响的分析 [D]. 南京:南京农业大学,2010.
② 刘纯阳,蔡铨. 贫困含义的演进及贫困研究的层次论 [J]. 经济问题,2004 (10):5–6.

到应有的平等社会权利和服务，如就业、教育、医疗保障等（洪秋妹，2010）。而这种"社会排斥"很大程度上由于社会资源分配不公平所造成的，进而导致个人在社会权利上的缺失。以阿马蒂亚·森为代表的现代福利经济学对权利贫困理论进行了详细讨论，并重点阐述了一个人的"交换权利"与贫困的关系。阿马蒂亚·森指出，"交换权利"是一个人有充分权利将自己所拥有的商品组合，通过贸易或生产将其转换成另一组所需要的商品组合①。"交换权利"的改善或恶化直接影响个人的经济福利水平，进而影响到贫困的变化。例如，当一个人身受疾病困扰时，为了应对治疗支出的需要，患病者不得不改变对原有商品组合的偏好，使除了医疗消费外的其他商品消费低于实际预算约束。虽然满足了医疗消费需求，但降低了其他商品的"交换权利"，如果考虑疾病所带来的负效用，那么总体福利水平是有所下降的，因而贫困风险增加。阿马蒂亚·森还指出，决定个人"交换权利"的因素既有市场经济因素如价格、劳动工资、信息等，又包括环境因素如土地、社会保障等。该权利贫困理论同时强调了社会保障制度对保证个人"交换权利"的重要性，即社会保障是对市场交换和生产过程的补充，这两种类型的机会结合起来决定了一个人的"交换权利"，社会保障制度所提供的救助保证了个人最低限度的"交换权利"，以避免个人"交换权利"因风险冲击（病伤、失业等）而受到损失。

　　长期以来由于我国城乡二元结构，农民一直处于社会经济生活中的弱势地位，常常因社会资源分配不公平而在个人健康权利方面得不到应有保障，因而农民也往往遭受到因病致贫的困境。权利贫困理论认为只有通过政府公共政策干预，赋予弱势群体应有的基本医疗保障权利，才能帮助他们减小贫困的风险。由此，权利贫困理论从合理性与必要性角度为农村新农合医疗保险制度的存在提供了理论依据。同时，权利贫困理论也为政府通过新农合减缓农村贫困的合理干预提供了理论指导。

3. 能力贫困

　　1999 年，阿马蒂亚·森在《以自由看待发展》一书中，首次将个体的"可行能力"纳入贫困问题的考察范围之内。他首先对"可行能力"做出了定义：指的是一个人有可能实现的，各种可能的功能性活动的组合②。其中，"功能性活动"反映一个人认为值得去做的多种多样的事情，或者希望实现的

---

　　① ［印度］阿马蒂亚·森. 贫困与饥荒 ［M］. 王宇，王文玉，译. 北京：商务印书馆，2001.
　　② ［印度］阿马蒂亚·森. 以自由看待发展 ［M］. 任赜，于真，译. 北京：中国人民大学出版社，2012.

一种状态。例如，一个病残的人可能拥有较多的"基本物品"或得到更多的转移性物质救助，但与一个健康的人相比，由于在追求某些事情或某种状态目标（如参加技能培训、就业等）缺乏必要的"可行能力"，所以仍然被视为处于劣势的。进一步地，阿马蒂亚·森对"可行能力"与贫困之间的联系进行了探讨。他首先肯定了"可行能力"对脱离贫困的重要性，这是因为提高享受生活的"可行能力"一般也会扩展使人具有更高生产效率并挣得更高收入的能力，因而可以预期存在从"可行能力"的提高到赚取更高收入的能力这样一种联系。但阿马蒂亚·森同时也指出，以收入或消费衡量的贫困不能全面反映出贫穷的根本性质和基本特点，家庭陷入贫困的实质原因在于个人"可行能力"的被剥夺，正如所列举的一个病残人，其所面临的不仅是收入或消费的减少，很大程度上是由于健康问题被剥夺了参与工作的"可行能力"而导致贫困可能的发生。因此，仅仅减少收入贫困不能成为反贫困政策的最终目标，这需要按照人们能够实际享有的生活和实实在在拥有的自由来理解贫困和剥夺，发展人的"可行能力"直接顺应这些基本要求。阿马蒂亚·森的能力贫困观点对我国新农合政策的反贫困工作具有一定的指导意义，首先，更好的医疗保障制度或医疗服务资源不仅能直接改善人们的生活质量，同时也意味着将提高个人获取收入并摆脱陷入贫困的劳动能力；其次，医疗保障水平越高、覆盖范围越广泛，则越有可能使那些本来会是穷人的人得到更好的机会或"可行能力"去克服贫困。

2.1.5　新农合的政策意义及理论解释

本书对以下几点新农合政策意义进行阐述：

（1）提高劳动生产率，促进经济发展。健康作为一种人力资本，是人们从事劳动生产的基本条件，而健康投资则是保证劳动者维持工作效率、增加劳动产出的重要投入。与农民健康紧密相关的新农合医疗保险，随着它的建立与发展，一方面解除了广大农民的后顾之忧，使其安心工作，有助于提高劳动生产效率，促进农业发展和粮食生产；另一方面也保证了农民患病时能够及时就医，避免因"小病扛、大病拖"而导致健康恶化，从而确保农村劳动力的正常再生产。

（2）缩小劳动者收入差距，体现社会公平性。福利经济学为新农合政策意义的理论基础提供了基本价值取向，既新农合通过征收医疗保险费用和转移支付，实行收入再分配，是调节劳动者收入和生活差别，调节社会关系和社会矛盾的一种重要的社会机制。这种机制在一定程度上实行公平分配，以弥补市场竞争机制所造成的收入不平等，有利于减小居民因病致贫的风险，稳定社会经济发展。

（3）改善贫困者的健康状况，实现健康脱贫。新农合不仅关注贫困群体的经济生活水平，更致力于以改善贫困农民健康为目标，这与能力贫困理论所倡导的发展人的"可行能力"是基本一致的。新农合政策应充分强调健康对农民的内在价值，以"可行能力"为基本出发点，帮助受病伤困扰群体减少"可行能力"被剥夺的情况、减轻因健康问题使个人"可行能力"被剥夺的程度，从而最大限度地解决农村的因病致贫问题，实现健康脱贫。

2.2 文 献 综 述

医疗保险作为社会保障的重要手段之一，与国民健康和社会经济发展息息相关。随着人口老龄化问题日益突出、贫富差距不断加大，许多学者开始关注医疗保险在劳动供给和贫困缓解方面所发挥的作用。接下来本部分将对在过去十年里国内外相关实证研究进行总结和梳理，以便能够更加清晰地认识医疗保险特别是新农合对劳动供给、贫困缓解的作用关系，从而为后续实证研究提供逻辑分析思路及方法上的借鉴。

2.2.1 医疗保险对劳动供给的影响研究

国外有关医疗保险对劳动供给影响大都以美国为例。研究发现，通过雇主提供的医疗保险对劳动者参与工作一般具有正向激励作用，这是因为一方面，劳动者要享受这类医疗保险必须要完成企业或用人单位所要求的工作时间；另一方面，由企业雇主提供的医疗保险一般也包含了劳动者配偶及子女的医疗报销，因而有更多人愿意参与工作，以便解决家庭的医疗保障问题（Bradley et al.，2013）。另有研究也关注了美国公共医疗保险对个人劳动供给的影响，但研究结果有所不同，其中，有些公共医疗保险项目对劳动力供给起到了负面影响的作用。例如，李和朋原（Lee & Tomohara，2008）的研究表明美国儿童医疗保险项目（the state children's health insurance programme，SCHIP）会降低那些非白人、受教育程度较低的女性劳动参与概率；在 SCHIP 影响下，尤其是家里有学龄前儿童的女性其退出劳动力市场的可能性更大。盖伊（Guy et al.，

2012）的研究发现美国平价医疗法案（affordable care act，ACA）实施后，其所覆盖人群的全职工作参与概率减少了 2.2%，退出劳动力市场的概率则增加了 1.4%。一些学者指出，公共医疗保险对劳动供给产生负向影响作用的原因在于与雇主提供的医疗保险不同，公共医疗保险通过政府的转移支付相当于增加了劳动者非工资性收入的预算约束，不利于激励他们的劳动供给，因此人们会选择更多的闲暇来替代劳动（Boyle & Lahey，2010；Page，2011）。然而，也有学者持有不同观点，Dizioli（2016）认为拥有医疗保险的劳动者往往能够更加充分地利用医疗保健服务，从而减小疾病发生、促进健康改善，这将有助于提高他们的劳动参与和劳动时间，故医疗保险对个人劳动供给有正向影响作用。从实证研究结果来看，美国最典型的公共医疗保险 Medicaid 项目确实在一定程度上对低收入群体的劳动供给起到促进作用，而该作用很可能就是来自 Medicaid 对受益者的健康改善效应（Strumpf，2011；Pohl，2014）。

与此同时，也有研究分析了农村家庭医疗保险参与情况对他们农业劳动和非农劳动的影响。廖和泰勒（Liao & Taylor，2010）考察了台湾地区全民医疗保险对女性参与非农劳动的影响，结果表明，与非参保者相比，参保者女性的非农劳动参与概率减少了 10% 左右。张等（Chang et al.，2014）的研究则发现台湾地区全民医疗保险虽然减少了农民的非农劳动参与概率和非农劳动时间，但是显著增加了他们的农业劳动参与和农业劳动时间，并指出其主要原因在于该公共医疗保险规定参保农民必须满足一定的农业劳动时间、耕地面积及不得参与全职非农劳动等参保条件，因而大大降低了农民参与非农劳动的积极性。也有学者认为公共医疗保险对农民劳动供给决策的影响，最终取决于农民获得医疗保险后对自己在闲暇消费和劳动分配上的评价，如果闲暇的边际价值大于劳动的边际收益，那么参保农民会选择闲暇，进而减少劳动供给；反之，如果闲暇的边际价值小于劳动的边际收益，那么参保农民会更倾向增加劳动供给（Ahearn et al.，2015）。

2.2.2 医疗保险与贫困的相关研究

以往有关医疗保险与贫困问题的研究多数集中在发展中国家，由于这些地区居民的经济生活水平相对较低，健康问题往往与贫困相伴而生，而公共医疗保险制度的建立对那些需要医疗救助的低收入人群来说是极为重要的。哈米德等（Hamid et al.，2011）学者就认为医疗保险通过改善人们的健康状况，可以增加劳动收入、防止贫困发生，故医疗保险的健康保障功能能够提高家庭经济生活水平、降低贫困发生的概率。基于此理论假说，哈米德等（2011）进一步利用孟加拉国 2006 年的农村住户调查数据，对微型医疗保险（micro health insurance，MHI）的收入及贫困影响效应进行了实证分析，结果表明，该医疗保险对农户人均收入、人均资产、食物自给以及贫困概率减小均有正向影响作用，但回归系数在统计检验上都不显著。笔者对此提供了一个解释，既医疗保险需要在一个较长时间段通过改善居民健康才能发挥出经济上的收益回报，由于研究采用的是截面数据、样本研究时期较短，因此医疗保险在短期内对贫困缓解作用不明显。另有研究从医疗经济负担方面对医疗保险与贫困的关系进行了考察。例如，朱廷（Jütting，2004）根据塞内加尔贫困农户的截面调查数据，分析了当地社区医疗保险项目（community-based health insurance schemes，CBHI）对贫困农民医疗现金支付和医疗服务利用的影响，结果表明，CBHI 显著减少了他们的医疗现金支付并增加了他们对医疗服务的利用，因而对农村贫困有明显缓解作用。加加拉（Galárraga et al.，2010）则发现墨西哥的社会医疗保险项目（Seguro Popular，SP）不仅能够降低贫困家庭的医疗现金支付，而且也减轻了他们在门诊看病和购买药物上的医疗负担。阿耶蒂（Aryeetey et al.，2016）利用加纳 2009 年和 2011 年城市和农村住户调查数据，对该国的国家医疗保险项目（national health insurance scheme，NHIS）与家庭医疗现金支付、家庭灾难性支出以及家庭贫困的关系进行了分析，研究发现，虽然较高数额的医疗现金支付是导致灾难性支出和贫困发生的主要原因，但 NHIS 可以显著减小居民的医疗现金支付，同时也有助于减小家庭灾难性支出和贫困发生的概率。

除此之外，也有学者分析了发达国家医疗保险对贫困的影响作用。萨默斯和奥勒里奇（Sommers & Oellerich，2013）利用美国 2011 年人口调查数据（current population survey，CPS），对为保障美国低收入者医疗服务而设计的 Medicaid 医疗保险项目所带来的医疗经济负担减轻、贫困缓解进行了考察，结果显示，Medicaid 使得参保者平均每年减少了 495 美元的医疗现金支付；儿童群体中的贫困发生率下降了 1.0%；残疾成年群体中的贫困率下降了 2.2%；老人贫困率下降了 0.7%。总体来看，Medicaid 帮助至少 260 万人在 2010 年实现脱贫，因此成为美国第三大扶贫项目。金姆和弗兰克·米勒（Kim & Frank-Miller，2015）分析了 Medicaid、Medicare 等美国公共医疗保险项目在贫困老人群体中对他们医疗服务利用的影响。研究表明，医疗保险在一定程度上有利于缓解贫困对老人门诊看病和住院治疗的负面作用，从而保障他们对医疗卫生服务资源的可及性，实现公平享有健康需求的基本权利。

在我国，由于城乡二元结构导致农村经济发展相对城市较为落后，农民因病致贫的风险也往往比较大。随着新农合医疗保障制度的建立，国内越来越多的学者开始探讨这项新实施的公共医疗保险政策是否对农村贫困起到缓解作用。例如，闫菊娥等（2009）分析了陕西省新农合缓解"因病致贫"的影响效果，研究发现，新农合有效降低了参合住院人群和全体参合人群的贫困发生率，并且其补偿资金有较高的使用效率和供给率，对缓解"因病致贫"具有重要意义。齐良书（2011）使用2003—2006年全国30个省份的微观面板数据，对新型农村合作医疗的减贫效果进行了实证评估，结果表明，新农合不仅能在农户层面上显著降低贫困发生概率，而且能在省级层面上显著降低贫困率。卢洪友和刘丹（2016）通过测算出2007—2011年中国244个地级市的新农合边际受益率，来考察贫困地区的农民是否真的从新农合中受益，并得出相关结论，既与富裕地区相比，贫困地区的新农合边际受益率更高，新农合政策惠及到更多的农村贫困地区。仇雨临和张忠朝（2016）的研究则发现，新农合减贫效果要大于大病保险和医疗救助，且新农合基金使用率和供给率均大于大病保险和医疗救助，新农合在民族地区的医疗保障减贫效果也要大于非民族地区。

然而，也有研究指出医疗保险在我国农村地区的反贫困作用比较微弱，农民仍然承受着较重的医疗经济负担。解垩（2008）利用1989—2006年中国健康与营养调查（china health and nutrition survey，CHNS）数据对我国医疗保险的反贫困效应进行了分析，研究发现，农村家庭的灾难性卫生支出比例较高，贫困家庭医疗支出超过收入的比例在增加，但医疗保险对缩小收入差距没有起到明显作用，而且医疗保险对减少农户贫困发生的作用也比较小。在随后的研究里，方黎明（2013）对农村医疗保障制度关于贫困户就医经济负担的影响效果展开深入分析。笔者发现，新农合未能有效缓解农村贫困问题的主要原因在于，新农合的报销比例太低致使大量贫困人群存在灾难性医疗支出、医疗自付费用仍然较高，因而新农合的贫困缓解作用比较有限。除了报销比例过低外，汪辉平等（2016）认为新农合还存在以下两个问题，即一是报销范围小，不仅很多重大疾病所需的治疗项目和进口药物没有列入报销范围内，而且部分地区未将一些大病（如糖尿病、脑血栓等）的门诊报销纳入新农合，而这些疾病的主要支出往往是日常的门诊费用，却无法通过新农合报销，因而增加了农民的医疗负担；二是报销程序较为复杂，对于不了解报销政策和程序的贫困户来说，可能就会失去报销的机会。因此，为提高新农合的医疗保障水平，需要进一步增加新农合的报销比例、扩大保障范围以及简化报销程序，从而更好地发挥出新农合的实际减贫效果（方黎明，2013；汪辉平等 2016）。

2.2.3　慢性病对劳动供给的影响研究

根据格罗斯曼（1972）的健康需求理论，健康作为劳动者的人力资本，对个人的劳动供给状况极为重要。患有慢性病意味着人的健康水平下降、健康的人力资本价值受到损失，故个人在劳动力市场上的表现也可能会处于劣势地位（Suhrcke et al.，2006）。从实证研究方面来看，来自发达国家的证据表明，一些主要慢性病确实对个人的劳动供给状况产生较大的负面作用。以癌症为例，莫兰等（Moran et al.，2011）的研究发现，美国 28～54 岁的癌症患者在工作参与概率和工作时间方面均低于相同年龄段的非癌症患者；托普等（Torp et al.，2012）分析了挪威 18～61 岁癌症患者在五年内的劳动供给变化趋势，结果表明男性患者的就业率下降了 17%，女性患者就业率下降了 18%；海恩森和科洛德齐耶克（Heinesen & Kolodziejczyk，2013）考察了丹麦成年劳动者患有乳腺癌或直肠癌后三年内的劳动供给状况，与非癌症患者相比，患病者更有可能退出劳动力市场，并且癌症劳动供给的负面作用对受教育程度较低的人群影响更大；坎顿（Candon，2015）研究表明，英国 49～67 岁人群患有癌症后，其参与工作概率下降了 12.2%，每周工作时间减少了 4.2 小时。就糖尿病而言，各国的实证研究同样表明，糖尿病会显著降低劳动者的生产效率、工作时间及工资收入等劳动供给结果（Shelton，2005；Latif，2009；Harris，2009；Seuring et al.，2015）。

由于女性和中老年劳动者往往更容易遭受慢性病的影响，因而许多文献分析了慢性病对他们劳动供给的影响。张等（Zhang et al.，2009）的研究发现，慢性病对澳大利亚 50 岁以上老人劳动参与概率的负向影响作用更大，这意味着他们在受到慢性病冲击后更容易退出劳动力市场。以糖尿病为例，年龄较小的男性患者的劳动参与概率减小了 3.9%，而 50 岁以上男性患者的劳动参与概率则减小了 11.5%；在性别差异方面，由于女性劳动参与比例较低，慢性病对女性劳动参与影响较小且不明显，而显著减小男性的劳动参与概率。虽然张等（Zhang et al.，2009）的研究并未发现慢性病对女性劳动参与的影响作用，但仍有较多文献对慢性病与女性劳动供给的关系进行了探讨。例如，迈纳（Minor，2011）分析了美国 20～65 岁女性群体是否因患有 Ⅰ 型或 Ⅱ 型糖尿病而改变自身的劳动供给行为，结果发现两种类型糖尿病均会显著降低美国女性劳动者的工作参与概率、工作时间及劳动收入。皮特和贝雷斯（Pit & Byles，

2012）对澳大利亚 45～50 岁中年女性劳动者进行了考察，结果显示糖尿病和高血压病均对她们的就业状况有显著负向影响作用。莫兰和肖特（Moran & Short，2014）则分析了癌症对美国 28～54 岁女性群体劳动供给的影响，研究表明，与非癌症患者相比，患有癌症女性的劳动参与率减少了 12%，全职工作参与率减少了 10%，平均每周工作时间减少了 5 小时左右。而对于有关中老年劳动群体的研究，所得结论则比较一致，即慢性病会显著减小他们的劳动参与概率和劳动供给时间（Schofield et al.，2008；Cai & Cong，2009；Candon，2015）。

如果将家庭视为一个整体，那么丈夫和妻子在整个家庭生产过程中，他们可能会因对方的健康问题而改变自己的劳动供给决策以谋求家庭收益最大化（Berger，1983）。换言之，当他们配偶患有疾病时，本人一方面，可能会减少在劳动市场上的工作时间，以便有更多时间照顾患病配偶或料理家务；另一方面，也可能会为弥补患病配偶带来的经济损失（医疗负担、收入减少等）而增加劳动供给。为此，有学者分析了慢性病对配偶在劳动力市场上的影响效应。麦吉里（McGeary，2009）考察了慢性病对配偶退休决策的影响，并发现如果丈夫患有关节炎或心脏病，那么妻子选择退休的可能性将会大大增加；而妻子患有慢性病对丈夫的退休选择不会产生明显影响。叙瑟（Syse et al.，2009）则估计了癌症对配偶劳动收入的影响，结果显示丈夫的癌症病情会显著减少妻子的收入，而丈夫的收入不会因妻子患病而发生明显变化。笔者对此做了进一步解释，即这可能是由于女性主要以照料家庭为主要职责，当丈夫患病时会将更多时间投入到家庭事务，因而减少了对市场劳动的参与，故劳动收入有所减少；而男性往往以工作和社会活动为中心，因而其劳动供给行为受妻子病情的影响程度相对较小。霍伦贝克等（Hollenbeak et al.，2011）的研究却发现，配偶的癌症病情不但不会减少其丈夫或妻子的劳动供给，反而在一定程度上会促使他们更加倾向于参与到劳动工作和增加工作时间，这可能是因为为了缓解患病配偶的医疗经济负担，其丈夫或妻子需要增加更多劳动以获得足够的收入来平衡消费。因此，关于慢性病对家庭劳动供给特别是配偶劳动供给行为的影响仍有待考察。

随着经济生活和医疗保障水平的提高，我国的人口流行病学模式已发生转变，即人群死因已经由过去的传染性疾病占主导转向现阶段的以慢性病为主（Lei et al.，2012）。特别是伴随着人口老龄化趋势，慢性病所引发的医疗成本与服务、劳动生产等社会经济问题开始受到人们的重视。在此背景下，国内也呈现出相关研究，对慢性病与劳动力供给关系进行了探讨。解垩（2011）利用 CHNS 数据首次考察了慢性病对中国劳动者工作参与和工作时间的影响，研究发现，慢性病对我国城乡居民的工作参与和工作时间均有显著负向影响作用。总体来看，与非慢性病患者相比，慢性病患者的工作参与概率减少了4.7%，平均每周工作时间则减少 23.9%。刘和朱（Liu & Zhu，2014）同样利用 CHNS 数据具体分析了糖尿病对个人劳动收入的影响效应，估计结果显示，糖尿病会导致患者平均每年劳动收入减少 16.3%，而且糖尿病的负面作用对低收入患病者的影响较大，这意味着那些处于社会经济地位较低的糖尿病患者在劳动力市场上可能会遭受更多的损失。

另有研究则重点关注我国中老年人慢性病的劳动力市场表现。例如，张（Zhang，2013）通过对中国健康与养老追踪调查（china health and retirement longitudinal survey，CHARLS）数据的分析，发现慢性病对 45 岁以上中老年人的工作参与概率有显著负向影响；除此之外，慢性病还显著降低了个人和家庭的收入，而劳动供给的减少则是慢性病导致收入水平下降的一个重要途径。杨志海等（2015）则基于 2011 年 CHARLS 调查数据，考察了慢性病对农村中老年人农业劳动供给的影响。结果表明，风湿性关节炎、高血压、高血糖和高血脂（"三高"）等慢性病不会造成农村中老年人放弃参与农业劳动，但会减少农业劳动供给时间；相比之下，心脏病、癌症等对农村中老年人的影响更加强烈，不仅会降低他们参与农业劳动的概率，还会减少他们的农业劳动时间。研究还发现，农村女性中老年人和 60 岁及以上老人的农业劳动供给受到慢性病冲击的影响更大，这是因为由于身体条件的弱势，他们在农业劳动过程中身体对疾病的承受能力相对更弱，很容易因疾病困扰而减少自己的劳动时间。因此，在考察慢性病对个人劳动供给状况的影响时，需要考虑其影响效应在年龄和性别上的差异，特别是农村妇女和中老年人弱势群体劳动供给在慢性病影响下的变化结果，从而能够更有针对性地完善我国医疗保障体系。

2.2.4　新农合影响评估的实证研究

新农合自 2003 年推行以来，已有许多学者对新农合的影响效果进行了评价分析，首先最为关心的问题是新农合是否降低了农民的医疗经济负担。有研究表明，新农合有助于减轻农民医疗负担，尤其是显著降低了中西部地区和中老年人的医疗负担（黄晓宁，李勇，2016）。也有研究发现，尽管新农合能够减轻农户医疗负担，但作用程度和范围都比较局限，程令国和张晔（2012）发现新农合降低了参合者的医疗自付比例，但实际医疗支出和大病支出发生率并未显著下降；方黎明（2013）的研究表明，新农合在一定程度上降低了农村贫困居民的医疗负担，但由于新农合的报销比例较低，因而贫困农户的家庭灾难性医疗支出仍然较大，自付医疗费用较高；侯等（Hou et al.，2014）发现新农合只降低了农民的门诊医疗费用，但对整个家庭医疗负担的缓解没有显著影响。然而，部分研究却显示新农合未能显著降低农户的医疗自付费用（Wagstaff et al.，2009；Cheng et al.，2015；Yang，2015）。这可能是因为新农合降低了医疗服务利用的实际价格水平，从而增加了农民对医疗服务的使用；也可能是由于按服务项目付费（Fee for Service）的医疗支付模式所导致的道德风险，即部分医疗机构或医务人员有意增加对新农合病人的医疗服务数量，来满足个人的收入期望，进而增加了参合农民的看病成本（Wagstaff et al.，2009；宁满秀和刘进，2014）。

从新农合对农民医疗服务利用的影响来看，雷等（Lei et al.，2009）采用 CHNS 调查数据，发现参加新农合的农村家庭显著减少了他们对乡村"赤脚医生"医疗需求，并且增加了对初级医疗保健服务的利用和普通健康体检的可及性，但没有增加农民对正规医疗服务的使用。瓦格斯塔夫（Wagstaff et al.，2009）利用国家卫生服务调查数据，估计了新农合对医疗服务使用的影响效应，结果表明新农合对增加门诊看病和住院治疗的概率均有显著正向作用。但李燕凌和李立清（2009）利用湖南省的农户样本数据，发现新农合只提高了门诊服务利用效率，却没有明显改变农民的医疗住院服务利用水平。李湘君等（2012）基于不同收入视角下，利用 CHNS 调查数据实证分析了新农合制度对农民就医行为的影响，结果显示新农合首先提高中等收入农民到定点医疗机构就诊的概率，随后扩大到低收入和高收入参合农民，最后促进了对医疗服务的有效利用。任向英和王永茂（2015）根据农村固定观察点数据的分析，发现新农合政策实施后，乡镇医疗卫生机构的利用率明显上升，而县级以上卫生机构的就医比例有所下降，初步实现了农民就医在各级医院的分流。

从理论上来说，医疗保险通过增加农民的医疗服务利用，有助于改善他们的健康状况，农民的健康很可能因是否参加新农合而有所不同，因此也有学者对新农合的健康影响效应展开了评估分析。但由于各项研究对健康评估指标在选取及定义方面有较大差异，因而分析结果也有所不同。雷等（Lei et al.，2009）采用"主观健康自评"和"过去四周内生病或受伤次数"考察了新农合对农民健康的影响效应，但并未发现新农合参与者的健康状况有明显改善。李湘君等（2012）基于生活质量指标（quality of well-being scale，QWB）评价了新农合对健康影响，结果表明新农合有助于提高参合农民的健康水平，特别是高收入群体参合者的健康水平有较大改善，而中等收入群体参合农民的健康状况没有发生明显变化。黄晓宁和李勇（2016）以日常活动能力指标、过去四周是否生病为健康指标，研究得出农民参加新农合后其日常活动能力明显增强，过去四周生病概率有所减小。由于中老年人的健康水平一般较低，患病率高、对医疗服务需求大（姜向群，万红霞，2004），因此有研究针对中老年人的新农合健康影响进行了考察。例如，程令国和张晔（2012）采用"老人日常能力受损""认知功能""患重病次数"等多项健康指标，分析了新农合对中老年群体健康的影响，研究表明，新农合显著提高了参合者的健康水平，改善了参合者"有病不医"的状况，医疗服务利用率的提高成为新农合影响参合者健康水平的一个重要渠道。王丹华（2014）以农村 65 岁及以上老人作为研究对象，发现新农合只对以客观指标衡量的老人健康水平有促进作用，而对主观健康评价有负面影响。程等（Cheng et al.，2015）的研究也发现新农合能够促进老人的日常生活行动和认知功能，但没有相应地提高老人的自评健康水平。

在劳动供给方面，国内学者认为新农合对农民劳动供给的影响机理有一部分来自新农合的健康效应，故新农合可以通过提高农民的健康水平从而促进他们的劳动供给（许庆，刘进，2015；陈华等，2016）。从实证分析来看，许庆和刘进（2015）利用 2011 年和 2013 年 CHARLS 数据，讨论了新农合对妇女农业劳动时间的影响作用，结果显示，新农合的住院报销比例和年度住院封顶线对妇女农业劳动时间具有显著的正向作用。因此，这不仅有利于弥补男性农业劳动力外出所致的农业劳动不足，也有利于保障农业生产和粮食安全。陈华等（2016）利用 CHNS 数据研究发现，新农合显著提高农村 60 岁及以上老年人的非农劳动参与概率，但减少了非农劳动时间；而对农村老人农业劳动参与概率和农业劳动供给时间均有显著的正向影响作用，其中新农合对男性老年人农业劳动供给的影响作用比女性老人更大。可以看出，新农合对农民劳动供给的增加发挥了积极作用，但新农合是否真正通过其健康效应来影响农民劳动供给这一作用机制仍有待进一步检验。在贫困缓解方面，根据前文有关新农合与农民医疗负担的研究，可以知道新农合对减轻农民自付医疗费用的作用还是比较有限的；但另一方面新农合也可以通过改善农民健康，从而实现促进增收、减小贫困的风险（齐良书，2011）。进一步的实证研究也表明，在相对有利的外部经济环境条件下，新农合能够显著促进低收入和中等收入的农民增收，并有助于降低村庄内部的收入分配不均等程度，最终降低农户贫困发生概率（齐良书，2011）。

2.2.5 相关方法的实证研究

从以往的研究来看，评估新农合政策影响所采用的方法多数是倍差法估计（difference in difference，DD），其目的是为了克服个体不可观测异质性对考察结果的干扰，从而得到更为精确的政策评估结果。齐良书（2011）通过倍差法的估计，发现参加新农合农户的贫困发生概率显著低于非参合农户；秦雪征和郑直（2011）采用倍差法回归模型估计了新农合对农民工返乡就业的影响效应，结果显示新农合减小了农民外出务工的倾向，参合农民外出务工的概率下降了3.5%；王天宇和彭晓博（2015）的倍差法分析显示，新农合使农村居民生育意愿降低了3%～10%。为了减小非随机实验对新农合影响带来的偏差，部分研究在使用倍差法估计前，会通过倾向得分匹配法（propensity score matching，PSM）对特征相近的处理组和控制组进行匹配，以期缓解非随机性所造成个体间较大的差异、减小可能存在的估计误差。例如，瓦格斯塔夫等（2009）在PSM基础上结合倍差估计，分析新农合对农民自付医疗费用的影响，但结果显示影响作用不明显；李湘君等（2012）同样采用PSM倍差估计法考察新农合对农民就医行为和健康的影响，结果显示新农合不仅提高了农民对医疗服务的使用，还促进了参合农民的健康水平。然而，从有关新农合对劳动供给影响的研究情况来看，倍差法的应用并不多见，现有研究仍采用普通最小二乘线（ordinary least square，OLS）性模型进行回归估计。如陈华等（2016）采用一般多元线性回归模型，估计了新农合对农村老人农业劳动时间和非农劳动时间的影响，结果发现新农合显著增加了农村老人农业劳动时间，而显著减少了他们的非农劳动时间。

近年来，有关贫困问题的分析方法呈现出两个新特点，一是，贫困识别由单一贫困走向多个维度贫困识别。过去文献研究大都以家庭收入或消费水平来识别贫困群体，虽然单一的收入或消费线具有使用简单、容易识别的优点，但是会因为信息不全面或局限性而忽视个体家庭的脆弱性和贫困的长期性（王小林和Alkire，2009）。由于相对贫困与社会排斥日益成为中国贫困中的突出问题，贫困识别需要由收入差距之外的教育、医疗卫生、社会保障等多个维度构成（张全红，周强，2014）。目前，国际上采用较多的维度贫困测算方法来自阿尔基尔福斯特（Alkire & Foster，2008）在《计数和多维贫困测量》（*Counting and Multidimensional Poverty Measurement*）工作论文中所介绍的多维贫困的识别、加总和分解方法。王小林和Alkire（2009）首次基于该方法并利用2006

年 CHNS 数据，对中国城市和农村家庭多维贫困进行了测量，测量结果表明，中国城市和农村家庭都存在收入之外的多维贫困，城市和农村近 20% 的家庭存在收入之外任意 3 个维度的贫困。贫困维度分解结果则显示，卫生设施、医疗保险和教育对多维贫困指数的影响贡献最大。在此之后，许多国内学者又采用不同的细分指标对多维贫困指数进行重组及分解，以分析其随时间的变化趋势及地区差异（邹薇，方迎风，2011；郭建宇，吴国宝，2012；高艳云，马瑜 2013；王素霞，王小林，2013；张全红，周强，2014）。二是，贫困状态分析由对某一时点的静态考察走向对某一个时间段的动态变化研究。其中，最为典型的是生存分析方法在贫困持续性及退出问题方面的应用。王增文（2010）基于 2009 年在山东省沂蒙山区部分县市的调查数据，运用生存分析的 Cox 比例风险模型考察了影响女性老年人口贫困及持续时间的决定性因素指标，并指出处于持续性贫困的女性老人群体应该是政府重点解决和帮扶的对象。叶初升和赵锐（2013）采用 1989—2009 年的 CHNS 数据，通过生存分析研究家户贫困或非贫困状态的转变，以及转变发生前，初始状态的持续期限对这种转变的影响。结果表明，家户陷入贫困与脱离贫困的过程以非对称的比例同时存在；持续贫困或持续非贫困的时间长度对贫困状态转换的影响，因选择贫困线不同而呈现出变动趋势上的差异性。霍增辉等（2016）利用湖北省农户调查数据，通过生存分析方法考察了村域地理环境对农户退出贫困的影响。研究发现，山区村农户退出贫困的概率显著低于平原和丘陵村农户，距离乡镇 5～10 千米农户退出贫困的概率显著低于其他农户。

2.3　对文献研究的评述

综上所述，国内外学者对医疗保险特别是新农合的相关实证研究已经取得了不少成果，这对本书的顺利展开具有借鉴意义和参考价值。从研究内容和方法上来看，有以下三个方面的问题还需要做进一步的完善和分析。

（1）在新农合对劳动供给影响方面，与本书研究内容比较接近的是陈华等（2016）利用 CHNS 调查数据估计新农合对农村老年人非农劳动和农业劳动供给的影响。然而，该研究所采用的 OLS 估计存在一定的局限性。例如，OLS 估计方法无法控制个体不可观测因素对劳动供给行为的影响，如果这些因素与农民是否参加新农合相关，那么将导致回归模型出现内生性问题，使最终估计结果有偏误。而我国新农合项目试点县的设计和安排明显呈现出非随机性实验特征，且农民可以自愿选择是否参加新农合，这就会使得一些不可观测因素，如个人性格、风险偏好等，既对农民的新农合参与行为有影响，又对他们的劳动供给决策有影响，因而导致了内生性。为克服此问题，本书以倍差法模型作为基准回归模型对我国新农合政策的劳动供给效应进行评估分析，并对倍差法的"共同趋势"假设条件进行检验，以确定倍差法运用的合理性；另外，进一步采用面板固定效应和工具变量方法估计新农合对劳动供给的影响，以检验倍差法估计结果的稳健性。

（2）在新农合对贫困缓解方面，过去研究多数关注的是新农合对经济负担、医疗服务利用、健康等方面的影响，较少研究对新农合的贫困缓解作用进行考察，仅有齐良书（2011）比较全面地分析了新农合的减贫效果，但该研究仅考虑了新农合对农户在某一时点上贫困状态的影响，由此只能表现出新农合对贫困的暂时性影响效应，而不能反映出该政策对贫困的长期作用结果。那么，新农合在缓解贫困方面是否具有长期效应？参合户与非参合户的因病致贫风险是否有所不同？其大小又是如何？采用生存分析方法对以上问题进行探讨，可以揭示出新农合政策在一个较长时间段内对贫困缓解的影响作用，从而弥补现有研究的不足。除此之外，由于经济发展不平衡，部分农村地区交通基础设施、医疗服务资源还比较落后，这给农民外出寻医看病带来不便，使得新农合的贫困缓解效果可能会在一定程度上受到限制。因此，有必要考虑不同农村交通状况、不同医疗服务资源供给下新农合对因病致贫的缓解作用。

（3）在慢性病对劳动供给影响方面，以往研究很少关注我国农村贫困家庭慢性病对农民劳动供给的影响效应，而且缺少从家庭层面去考察配偶慢性病对其丈夫或妻子劳动供给的影响。长期以来，由于城乡医疗资源分配不均等，贫困农户"因病致贫、因病返贫"的现象一直十分严重，特别是随着农村劳动力老龄化问题加剧，慢性病逐渐成为危害农村劳动生产力的主要因素之一。因此，当前研究中迫切需要收集新证据来认识贫困农户夫妻的慢性病患病现状以及对家庭劳动供给状况所产生的影响。有鉴于此，本书以高血压病为例，不仅考察农民本人劳动供给是否会受到自身高血压病的影响，而且还考察其本人劳动供给行为是否会因配偶患有高血压病而发生改变，并在此基础上探讨配偶慢性病影响其丈夫或妻子劳动供给的主要作用途径，以及患病者的医疗服务利用情况，从而为新农合精准健康扶贫工作的完善和发展提供政策建议。

第 *3* 章

新农合对劳动供给、贫困
缓解的作用机理分析

　　结合第 2 章节的理论基础和文献研究，为了对后文的实证分析奠定研究基础，需要对新农合政策影响劳动供给、农户贫困的作用机理进行深入讨论，以便揭示出新农合与农户劳动供给、贫困缓解的内在联系。本章研究内容安排如下：第一，对我国新农合政策的发展历史进行梳理，并描述新农合实施后的总体情况以及参合农民的医疗服务利用、住院费用和健康状况变化，以便厘清并揭示出新农合对劳动供给、贫困缓解影响的主要途径；第二，基于家庭时间配置的理论基础，将农户的劳动供给行为分为农业劳动和非农工作，构建出一个新古典的农户家庭生产决策模型，考察新农合对农业劳动和非农工作的影响机制；第三，从理论上对新农合缓解农户贫困的作用机理进行详细阐述，包括健康冲击、农户贫困与新农合的关系以及新农合在补偿效应和收入效应方面对农户贫困的缓解机制。

3.1　新农合的发展历史与实施情况

3.1.1　新农合的发展历史

　　为了解决农民"就医难""看病难"的问题，减轻患病农民的医疗经济负担，促进农民健康的改善。2002 年 10 月，中共中央、国务院发布了《中共中央、国务院关于进一步加强农村卫生工作的决定》，正式提出逐步建立起以大病统筹为主的新农合制度。为进一步全面落实新农合这一"民心工程"，国务院办公厅于 2003 年 1 月转发了《关于建立新型农村合作医疗制度的意见》的通知，对新农合的目标和原则、组织管理、筹资标准等六项重点内容做了详细规定。新农合的政策目标是从 2003 年起，各省（区、市）首先在县级层面采取试点实施的做法，然后在全国范围内逐步全面推开。到 2010 年，实现新农合对农村居民的基本覆盖。同时，新农合实施需要遵循以下几点重要原则，第一，农民可以自愿参加新农合，参加新农合基于家庭为单位的参合形式；第二，按照收支平衡的基本原则，一方面，保证新农合制度能够顺利、持续的有效进行，另一方面，使广大农村居民能够享受到自身所需的基本医疗服务；第三，通过试点总结经验，然后逐步推开，不断完善，稳步发展。在组织管理方面，新农合制度的各项组织管理工作主要通过县级层面进行统筹并实施，由县级政府成立相关部门，对新农合制度的相关工作及程序进行负责。在筹资标准方面，为了减轻患病农民的医疗风险，新农合的筹资机制由个人缴费、集体扶持和政府资助三者相结合。对于参合农民个人来说，人均每年的新农合医疗缴费不得低于 10 元。而政府会给予一定的财政补助，即地方财政每年对每位参合农民的医疗补助至少在 10 元以上；中央财政每年在财政专项转移支付方面对中西部地区每位参合农民提供至少 10 元以上的资金补助。以上两个文件出台标志着新农合医疗保险制度在我国农村地区的正式开展，新农合从开始实施进入到工作试点阶段。

2007 年 1 月，《全国新型农村合作医疗工作会议》指出：从 2007 年开始，全国新农合由试点阶段正式向全面推进阶段迈进。同年 9 月，卫生部（2013年改称国家卫生和计划生育委员会，简称"卫计委"）财政部、国家中医药管理局联合公布了《关于完善新型农村合作医疗统筹补偿方案的指导意见》，对新农合的统筹模式、补偿方案、补偿范围、住院补偿等内容进行了详细规定。就统筹模式而言，新农合主要有以下几类统筹模式，（1）住院补偿与门诊家庭账户结合，指的是新农合通过设立统筹基金主要用于以住院补偿为主，农民缴纳的参合费用通过设立门诊家庭账户基金对门诊费用进行补偿；（2）住院补偿与门诊统筹结合，一方面，设立住院基金对患病农民的住院医疗费用给予补偿，另一方面，设立门诊统筹医疗基金，对门诊费用按照一定报销比例给予补偿；（3）大病统筹，是指专门仅设立重大疾病统筹医疗基金对参合农民的住院费用以及部分严重疾病高额门诊医疗费用进行补偿。从补偿方式来看，通过制定出合理的起付线、封顶线、补偿比例和补偿范围，新农合对患病农民医疗费用进行相应补偿；按照平均患病率、次均门诊费用、年人均门诊费用等数据，确定出具体补偿的病种、对象、标准和程序；对部分没有享受到医疗补偿的参合农民，可以组织他们免费参加体检，并为农民建立健康档案，加强农民健康管理，发挥体检的作用。

从 2009 年开始，新农合制度进入到后续完善阶段。其中，有几个政策文件对进一步完善新农合制度、保障新农合可持续发展具有重要意义。2009 年 3 月，《医药卫生体制改革近期重点实施方案（2009—2011 年)》提出：三年内，将新农合参合率提高到 90% 以上；2010 年，政府对新农合的资金补助提高到人均每年 120 元；允许参加新农合的农民在新农合实施的统筹区域内可以根据自身情况和就医便利性自主选择新农合指定医疗机构看病就诊，并简化参合农民到县域外医疗机构看病的转诊程序；解决农民工等流动劳动人员基本医疗保障关系，跨制度、跨地区转移接续的问题；做好新农合与其他基本医疗保险（如城镇居民医疗保险、医疗救助等）之间的衔接工作，探索建立新农合、城镇居民医疗保险的城乡一体化基本医疗保障管理制度。2012 年 3 月，《"十二五"期间深化医药卫生体制改革规划暨实施方案》规定：到 2015 年，新农合的政府资助标准达到参合农民人均每年 360 元以上，提高住院费用报销比例和最高支付限额，并重点资助低保家庭成员、"五保户"、重度残疾人以及低收入家庭参加新农合。2013 年 9 月，《关于做好 2013 年新型农村合作医疗工作的通知》提出，全面推行妇女乳腺癌、1 型糖尿病、急性心肌梗死等 20 个病种的重大疾病医疗保障试点工作，并推进商业保险机构参与新农合经办服务的有关工作。2016 年 1 月，《国务院关于整合城乡居民基本医疗保险制度的意见》正式提出，对新农合和城镇居民医疗保险进行整合，逐步建立起统一的城乡居民医疗保障制度，实现我国城乡居民医疗保障制度的一体化。

表 3-1 简单概括了自 2003 年以来我国新农合的主要政策、重点会议及主要内容。可以看出，新农合制度自实施以来大致经历了从试点时期（2003—2006 年）到全面推进时期（2007—2008 年）以及最后完善时期（2009 年至今）的演变过程。从新农合实施以来的政策实施内容和目标可知，新农合制度的建立一方面，希望通过由个人缴费、集体扶持和政府资助三者相结合的筹资机制，分散患病农民的医疗经济负担、减小农民潜在的因病致贫风险；另一方面，通过大力提高医院就诊的补偿标准及范围，增加农民对医疗服务的可及性和医疗服务的利用，进而达到改善农民健康、促进农民劳动生产的目的。不过，新农合的实施是否真正有利于促进农村居民的劳动供给以及农户的贫困缓解？还需要从实证角度做出具体分析，其研究结论也为新农合的进一步完善提供了借鉴。

表 3−1　　　　　　　　　新农合主要政策、重点会议及主要内容

时期	主要政策和重点会议	主要内容
试点时期 (2003—2006 年)	2002 年 10 月,《中共中央、国务院关于进一步加强农村卫生工作的决定》	正式提出建立新农合制度;中央财政每年对中西部地区每位参合农民提供至少 10 元以上的资金补助
	2003 年 1 月,《关于建立新型农村合作医疗制度的意见》	从 2003 年起,各省(区、市)先在县级层面采取新农合试点实施的办法,然后逐步全面推开;到 2010 年,实现新农合对农村居民的基本覆盖
全面推进时期 (2007—2008 年)	2007 年 1 月,《全国新型农村合作医疗工作会议》	从 2007 年开始,全国新农合由试点阶段正式向全面推进阶段迈进;中西部地区参合农民补助标准达到人均每年 20 元
	2007 年 9 月,《关于完善新型农村合作医疗统筹补偿方案的指导意见》	设立新农合统筹模式,包括住院补偿与门诊家庭账户结合、住院补偿与门诊统筹结合以及大病统筹三种主要模式;制订补偿方案,包括起付线、封顶线、补偿比例和补偿范围等内容
完善时期 (2009 年至今)	2009 年 3 月,《医药卫生体制改革近期重点实施方案 (2009—2011 年)》	三年内,将新农合参合率提高到 90% 以上;2010 年,政府对新农合的资金补助提高到人均每年 120 元;简化参合农民到县域外医疗机构看病的转诊程序
	2012 年 3 月,《"十二五"期间深化医药卫生体制改革规划暨实施方案》	到 2015 年,新农合政府补助标准提高到每人每年 360 元以上,提高住院费用报销比例和最高支付限额;资助低保家庭成员、"五保户"、重度残疾人以及低收入家庭参加新农合
	2013 年 9 月,《关于做好 2013 年新型农村合作医疗工作的通知》	全面推行妇女乳腺癌、1 型糖尿病、急性心肌梗死等 20 个病种的重大疾病医疗保障试点工作;推进商业保险机构参与新农合经办服务的有关工作
	2016 年 1 月,《国务院关于整合城乡居民基本医疗保险制度的意见》	对新农合和城镇居民医疗保险进行整合,逐步建立起统一的城乡居民医疗保障制度

3.1.2　新农合的实施情况

根据《中国卫生和计划生育统计年鉴》的数据统计,表 3−2 整理出 2005—2013 年全国新农合的实施情况。在 2005—2006 年的试点阶段期间,新

农合开始扩大覆盖面、参保人数以及参保率均得到明显提高。具体来看，开展新农合县的个数增加了 773 个，参加新农合人数增加了 23.1 千万人，参合率提高了 5%，人均筹资增加了 10 元，当年基金支出增加了 94.06 亿元，补偿受益人次也增加了 15 千万人次。在全面展开阶段（2007—2008 年），新农合有了进一步发展，开展新农合县的个数增加了 278 个，参加新农合人数增加了 8.9 千万人，参合率提高了 5.33%，人均筹资增加了 37.4 元，当年基金支出增加了 315.68 亿元，补偿受益人次也增加了 13.2 千万人次。总体来看，从 2005 年到 2008 年，由于政府及各项政策对新农合的大力推进，新农合处于一个快速发展的时期，数据显示新农合开展县的个数从 678 个增加到 2729 个，一共增加了 2051 个；参加新农合人数从 17.9 千万人增加到 81.5 千万人，增加了 63.6 千万人；参合率从 75.66% 提高到 91.53%，农村地区大部分农村居民享有新农合的医疗保障；人均筹资从 42.1 元增加到 96.3 元，当年基金支出也从 61.75 亿元增加到 662.31 亿元，补偿受益人次从 12.2 千万人次增加到 58.5 千万人次。从 2009 年开始，新农合的发展趋势变缓，参合农民群体趋于饱和，新农合制度逐渐进入到后续完善阶段。其中，开展新农合县的个数处于在 2500～2700 个之间；参加新农合人数没有发生较大变化，一直保持在 80 千万人左右，参合率则稳定在 95% 以上。而新农合的人均筹资和补偿受益群体则继续提高。到 2013 年，人均筹资达到 370.59 元，比 2009 年增加了 257.23 亿元；补偿受益人次达到 194.2 千万人次，比 2009 年增加了 118.3 千万人次。

表 3-2　　　　　2005—2013 年全国新农合的实施情况

年份	开展新农合县（个）	参加新农合人数（千万人）	参合率（%）	人均筹资（元）	当年基金支出（亿元）	补偿受益人次（千万人次）
2005	678	17.90	75.66	42.10	61.75	12.20
2006	1451	41	80.66	52.10	155.81	27.20
2007	2451	72.60	86.20	58.90	346.63	45.30
2008	2729	81.50	91.53	96.30	662.31	58.50
2009	2716	83.30	94.19	113.36	922.92	75.90
2010	2678	83.60	96	156.57	1187.84	108.70
2011	2637	83.20	97.48	246.21	1710.19	131.50
2012	2566	80.50	98.26	308.50	2408	174.50
2013	2489	80.20	98.70	370.59	2909.20	194.20

资料来源：《中国卫生和计划生育统计年鉴（2005—2013）》。

3.1.3　参合农民的医疗服务利用、住院费用和健康状况

利用《2013 第五次国家卫生服务调查分析报告》的统计数据，整理出新农合实施以来参合农民在 2003 年、2008 年以及 2013 年的医疗服务利用和住院费用报销情况。表 3 - 3 列出了新农合患者过去两周内的治疗比例。2013 年，新农合患者过去两周内在医生指导下进行治疗的比例为 83.4%，与 2008 年和 2003 年相比，分别增加了 21.1% 和 28.1%；从自己治疗和未治疗比例情况来看，新农合患者自己治疗比例从 2003 年 30.4% 下降到 2013 年的 14.1%，未治疗比例也从 2003 年的 14.3% 下降到 2013 年的 2.5%。总体来看，2003—2013 年新农合患者两周内在医生指导下治疗比例呈现持续上升趋势，而自己治疗和未得到治疗比例则一直在下降。这意味着新农合的实施有助于促进患病农民接受正规医生进行就诊的可及性，因而在治疗上更为有效、合理，对患病农民的健康改善有积极作用。

表 3 - 3	新农合患者过去两周内的治疗情况		单位：%
年份	在医生指导下治疗	自己治疗	未治疗
2003	55.3	30.4	14.3
2008	62.3	25	12.7
2013	83.4	14.1	2.5

资料来源：《第五次国家卫生服务调查分析报告》。

在住院服务利用方面，表 3 - 4 列出了新农合患者需住院未住院的比例及其原因构成。2013 年，新农合患者需住院未住院的比例为 18.1%，与 2008 年和 2003 年相比，分别减少了 9.8% 和 16.6%。其中，因经济困难未住院比例从 2003 年的 26.6% 减少至 2013 年的 8.2%。可见，新农合的实施在一定程度上减轻了患病农民的医疗经济负担，促进了需要住院的患病农民对住院医疗服务的利用，对他们的健康改善具有重要意义。但仍然存在一部分新农合患者认为没有时间或没有必要进行住院治疗，该群体在 2013 年的比例分别为 2.5% 和 4.1%。因此需要进一步降低参合农民住院治疗的时间成本，加强新农合患者的卫生保健和医疗服务利用意识，从而更好地发挥新农合对参合农民医疗服务利用的促进作用，实现提高农民健康水平的最终目的。

表 3 - 4　　　　　　新农合患者需住院未住院的比例及构成原因　　　　单位：%

年份	需住院未住院比例	需住院未住院的原因构成					
		经济困难	没有时间	没有足够床位	没必要	无有效措施	其他
2003	34.7	26.6	1.4	0.1	4.9	—	1.8
2008	27.9	19.7	2.8	0.1	2.7	1.0	1.5
2013	18.1	8.2	2.5	0.2	4.1	0.8	2.3

资料来源：《第五次国家卫生服务调查分析报告》。

在住院费用报销方面，表 3 - 5 列出了 2003 年、2008 年和 2013 年参合农民住院费用报销的统计情况，包括获得报销的患者比例、实际报销费用比、人均每次报销费用、人均每次自付费用、次均自付费用占家庭人均年收入比例。在 2003 年新农合的试点时期，新农合患者获得住院费用报销的人数比例仅有 8.1%，实际住院医疗报销费用比为 6.9%，人均每次报销费用为 185 元，人均每次自付的住院费用为 2509 元，而次均自付费用占家庭人均年收入比例高达 129.1%。可见，在新农合刚开始实施阶段，新农合对减轻患病农民的住院医疗负担比较有限，患者能够报销的住院费用比例和次均报销费用均处于很低水平，而次均自付费用占家庭收入比则非常高，参合农民在住院需求方面的医疗经济负担比较沉重。到 2008 年，新农合进入到全面推进阶段。参合农民的获得报销人数比例、住院费用报销比以及次均报销费用均有较大程度的提高。其中，获报销病人比增加了 72.1%，住院费用报销比增加了 19.7%，次均报销费用增加了 724 元。虽然住院的次均自付费用没有发生较大变化，但次均自付费用占家庭人均年收入比例降低了 73.1%，这与农村经济发展带来的农户收入水平提高有很大关系。在 2013 年的新农合完善时期，新农合患者获得住院费用报销的人数比例增加到 91.1%，实际住院报销费用比例上升到 50.1%，人均每次报销费用也增加到 3329 元，相比于 2003 年和 2008 年分别增加了 3144 元和 2420 元。尽管住院自付医疗支出也有所提高，但自付费用占家庭人均年收入比例进一步下降到 33%。总体来看，新农合实施以来参合住院农民获报销人数比例、报销费用比以及均次报销费用持续上升，而次均自付费用占家庭人均年收入比例则是明显下降的。因此，新农合实施后参合农民的医疗经济负担得到较大的缓解，从而有利于减小农户因病致贫的风险。

表 3 - 5 参合农民住院费用报销情况

年份	获报销病人（%）	报销费用比（%）	次均报销费用（元）	次均自付费用（元）	次均自付费用占家庭人均年收入（%）
2003	8.1	6.9	185	2509	129.1
2008	80.2	26.6	909	2503	56
2013	91.1	50.1	3329	3309	33

资料来源：《第五次国家卫生服务调查分析报告》。

通过利用 2004—2011 年 CHNS 调查数据对新农合政策实施后参合农民的健康状况变化进行描述分析。根据黄晓宁和李勇（2016）的研究，采用"过去四周内是否生病或受伤"以及"因患病不能进行正常活动天数"对参合农民的健康状况进行分析。表 3 - 6 列出了 2004—2011 年 CHNS 调查数据参合农民的样本观测人数、过去四周内患病率以及因患病不能进行正常活动天数。结果显示，参合农民的四周内患病率从 2004 年的 16.7% 下降至 2006 年的11.9%；因患病不能进行正常活动天数从 2004 年的平均 12.1 天减少到 2006年的 9.1 天。而 2006 年以后，参合农民的四周内患病率、因患病无法活动天数均未发生较大变化，患病率和受疾病影响活动天数逐渐趋于稳定，参合农民的健康状况也没有变差。

表 3 - 6 参合农民的患病情况

年份	参合农民样本观测个数（人）	过去四周内患病率（%）	因患病不能进行正常活动天数（天）
2004	656	16.7	12.1
2006	4480	11.9	9.1
2009	9290	11.7	7
2011	10442	11.3	8

注：统计结果通过 CHNS 数据整理得出。

上述统计分析结果表明，从新农合开始实施到 2008 年之前，参合农民的就医比例、住院服务利用以及住院费用报销均有了较大提高，说明新农合对医疗服务利用增加、经济负担减轻起到了积极作用；另外，在该时期内参合农民的患病率、因病不能活动天数也有所减少，农民健康状况获得一定改善。由此推断，与健康密切相关的农村劳动力供给也可能因为新农合的实施而得到促进、农户因病致贫风险将会减小。在接下来的分析中，将从理论层面对新农合影响农村劳动力供给、缓解农户贫困的作用机理展开分析，为后文的实证研究提供逻辑分析框架。

3.2　新农合影响劳动供给的作用机理

3.2.1　新农合、健康与劳动供给的关系

图 3 - 1 描述了新农合制度、农民健康与劳动供给之间的逻辑关系。首先，新农合通过降低农民对医疗服务的实际支付价格，提高了患病农民到正规医疗机构看病、住院治疗的可及性，这有利于帮助患者迅速从伤病中恢复，促进健康改善。另外，新农合的健康体检、健康教育等预防性卫生保健服务项目也有利于提高农民的卫生保健意识，使他们对疾病防患于未然，一旦遭受疾病能够及时治疗、避免"小病扛、大病拖"，保持良好的身体健康状况。格罗斯曼（1972）健康需求理论认为，随着年龄增加健康状况呈现出持续折旧，在面对个人健康资本不断损失的情况下，对医疗服务利用的增加就是对健康的投资，以弥补健康水平的下降，从而改善健康状况。相关经验研究也表明新农合政策的实施对农民健康改善有显著促进作用。例如，程令国和张晔（2012）发现新农合显著提高了参合者的健康水平，并改善了参合者"有病不医"的状况，医疗服务利用率的提高成为新农合影响参合者健康水平的一个重要渠道；程等（Cheng et al.，2015）的研究发现新农合促进了农村老人的日常生活行动和认知功能；黄晓宁和李勇（2016）的研究表明，农民参加新农合后除了日常活动能力明显增强以外，过去四周内患病概率也有所下降。总体而言，新农合通过能够增加农民就医可及性、预防保健服务利用等途径，使农民的身心健康能够得到较大改善，促进农民的健康人力资本积累。

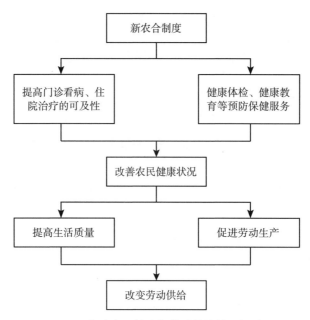

图 3 – 1   新农合、健康与劳动供给的逻辑关系

其次，健康被视为人力资本重要组成的要素之一，对促进农村劳动力供给有重要意义，包括改善个人健康状况、增加健康投资不仅能够提高农民的生活水平和质量，还有利于改善农民的劳动生产效率、减少因疾病导致的工作时间损失，进而增强劳动力供给（许庆，刘进，2015）。由于农业生产的劳动密集型和农村劳动的艰苦环境，健康往往是影响农民劳动供给决策的一个重要因素（魏众，2004；封进，余央央，2007）。特别是随着农村人口老龄化加剧，农村中老年人已成为农业劳动生产的主要劳动群体，良好的身体健康状况对维持农村中老年人劳动持续供给极为重要。如果农村居民一旦遭受疾病困扰（如疟疾、慢性病等），其自身劳动供给时间和农业生产效率将会显著减少（World Bank，2007；杨志海等，2015）。因此，新农合对农民健康及劳动供给的保障作用尤为关键，这不仅是一项增加农民福利、提高农民生活质量的重要措施，而且在保障农村劳动力供给、促进农业经济发展方面也将发挥着重要作用。

3.2.2   理论模型分析

本书以贝克（1965）的家庭时间配置理论为基础，并借鉴阿赫恩等（Ahearn et al.，2006）、丹东尼等（D'Antoni et al.，2014）的研究思路，将农户的劳动供给行为分为农业劳动和非农工作，构建出一个新古典的农户家庭生产决策模型。在农户面临的相关约束条件下，通过对其农业劳动、非农工作以及闲暇消费进行最优化求解，可以推导出农户的农业劳动和非农劳动供给函数。具体来看，假设农户的家庭效用函数有以下形式其表达式为：

$$U(T_F, \ T_O, \ T_L, \ Y) \tag{3.1}$$

其中，T_F 表示农业劳动时间；T_O 表示非农工作时间；T_L 表示农户用于闲暇消费的时间；Y 表示其他市场商品消费。农户面临以下关于时间资源、家庭预算以及农业生产函数的约束其表达式为：

$$T = T_F + T_O + T_L \tag{3.2}$$

$$P_Y Y = T_O W_O + P_F Q_F - P_C C + V \tag{3.3}$$

$$Q_F = Q_F(T_F, \ H, \ C) \tag{3.4}$$

式（3.2）是农户的时间资源约束方程。T 表示农户的时间资源禀赋，它由农户的农业劳动时间 T_F、非农工作时间 T_O 以及闲暇消费时间 T_L 共同构成。其中，农户的闲暇消费 T_L 取决于其健康资本存量 H，这是因为农民健康水平下降往往会增加他们对健康或医疗服务的需求，由此减少闲暇消费，因此健康对闲暇有正向效应，即 $\frac{\partial T_L}{\partial H} > 0$。式（3.3）是农户的收入预算约束方程，表示农户的家庭消费总支出等于其家庭的可支配收入，具体包括非农劳动收入、农业产出减去投入所获得的净收入、其他非劳动性收入。其中，P_Y 表示其他商品消费 Y 的市场价格，W_O 表示非农劳动的市场工资率。由于良好的健康有助于增加劳动者的工作效率和就业机会，因而健康对个人的工资收入一般有正向影响作用（Berger，1983），故 $\frac{\partial W_O}{\partial H} > 0$。$P_F$ 和 Q_F 分别表示为农产品的市场价格和农产品生产总量；而 P_C 和 C 则分别表示农户的农业生产投入品价格和投入品总量；V 是农户的其他非劳动性收入，如政府补贴、亲友馈赠等。式（3.4）是农户的农业生产函数方程，其投入要素包括农业劳动时间 T_F、农民的健康资本 H 以及其他农业生产投入品 C（如土地、农药化肥等）。假定各项投入要素对农业生产的边际产出均大于 0，即有 $\frac{\partial Q_F}{\partial T_F} > 0$，$\frac{\partial Q_F}{\partial H} > 0$ 以及 $\frac{\partial Q_F}{\partial C} > 0$。

在式（3.1）家庭效用函数的基础上，结合式（3.2）、式（3.3）和式（3.4）的约束条件，可得到以下最优化的拉格朗日函数式：

$$
\begin{aligned}
Z = U(T_F, \ T_O, \ T_L, \ Y) &+ \lambda_1(T - T_F - T_O - T_L) \\
&+ \lambda_2[T_O W_O + P_F Q_F(T_F, \ H, \ C) - P_C C + V - P_Y Y]
\end{aligned} \tag{3.5}
$$

其中，λ_1 和 λ_2 是拉格朗日乘数，对式（3.5）求一阶偏导数，从而得到以下方程组：

$$\frac{\partial Z}{\partial T_F} = \frac{\partial U}{\partial T_F} - \lambda_1 + \lambda_2 P_F \frac{\partial Q_F}{\partial T_F} = 0 \qquad (3.6)$$

$$\frac{\partial Z}{\partial T_O} = \frac{\partial U}{\partial T_O} - \lambda_1 + \lambda_2 W_O = 0 \qquad (3.7)$$

$$\frac{\partial Z}{\partial T_L} = \frac{\partial U}{\partial T_L} - \lambda_1 = 0 \qquad (3.8)$$

$$\frac{\partial Z}{\partial Y} = \frac{\partial U}{\partial Y} - \lambda_2 P_Y = 0 \qquad (3.9)$$

$$\frac{\partial Z}{\partial \lambda_1} = T - T_F - T_O - T_L = 0 \qquad (3.10)$$

$$\frac{\partial Z}{\partial \lambda_2} = T_O W_O + P_F Q_F(T_F, \ H, \ C) - P_C C + V - P_Y Y = 0 \qquad (3.11)$$

假设式（3.1）的效用函数和式（3.4）的生产函数均为严格拟凹、连续以及二次可微，根据拉格朗日函数一阶偏导方程组可以分别求出农户农业劳动和非农劳动供给的最优解，其表达式为：

$$T_F^* = T_F^* \left[Q_F(H), \ T_L(H) \right] \qquad (3.12)$$

$$T_O^* = T_O^* \left[W_O(H), \ T_L(H) \right] \qquad (3.13)$$

根据格罗斯曼（1972）的健康需求理论，在家庭生产决策过程中，通过增加医疗服务利用等健康投资，家庭成员的健康资本存量将得到增加，健康状况将有所改善。而医疗服务利用程度又与个人医疗保险参加情况紧密相关，一般而言，医疗保险有助于增加参保者特别是健康水平较低人群的医疗服务利用，进而帮助提高他们的健康水平（Zheng & Zimmer，2008）。因此，如果将健康视为一种产品，那么本书所研究的新农合医疗保险就是健康生产的投入品，因而农民的健康生产函数形式可以表示为：

$$H = H[M(P_N)] \qquad (3.14)$$

其中，M 表示个人对医疗卫生服务的利用，从前面分析可知，个人通过增加医疗服务利用可以提高自己的健康资本，有助于改善健康，因而医疗服务利用对健康生产有正向效应，即 $\frac{\partial H}{\partial M} > 0$。$P_N$ 表示农民参加新农合所缴纳的医保费，其中，$P_N > 0$ 表示参加了新农合，这有利于减轻参合农民医疗经济负担，从而增加他们对医疗服务的利用；而 $P_N = 0$ 则表示农民没有参加新农合，因而不能享受新农合的医疗补偿，故农民生病时很有可能因经济负担较重而放弃对医疗服务的利用。因此，新农合对农民医疗服务利用有正向作用，即 $\frac{\partial M}{\partial P_N} > 0$。进一步将式（3.14）的健康生产函数代入到式（3.12）农业劳动供给方程和式（3.13）非农劳动供给方程，并求解关于新农合的偏导数，分别得到以下表达式：

$$\frac{\partial T_F^*}{\partial P_N} = \left(\frac{\partial T_F^*}{\partial Q_F} \cdot \frac{\partial Q_F}{\partial H} + \frac{\partial T_F^*}{\partial T_L} \cdot \frac{\partial T_L}{\partial H} \right) \frac{\partial H}{\partial M} \cdot \frac{\partial M}{\partial P_N} \tag{3.15}$$

$$\frac{\partial T_O^*}{\partial P_N} = \left(\frac{\partial T_O^*}{\partial W_O} \cdot \frac{\partial W_O}{\partial H} + \frac{\partial T_O^*}{\partial T_L} \cdot \frac{\partial T_L}{\partial H} \right) \frac{\partial H}{\partial M} \cdot \frac{\partial M}{\partial P_N} \tag{3.16}$$

在农业劳动供给方面，由于 $\frac{\partial H}{\partial M}$ 和 $\frac{\partial M}{\partial P_N}$ 均大于 0，新农合对农业劳动供给的影响结果最终取决于括号内表达式的正负关系。其中，$\frac{\partial T_F^*}{\partial Q_F} \cdot \frac{\partial Q_F}{\partial H}$ 表示新农合的健康效应在农业生产方面对农业劳动供给的影响，因为良好的健康可以促进农民的农业劳动生产效率，所以该表达式为正；$\frac{\partial T_F^*}{\partial T_L} \cdot \frac{\partial T_L}{\partial H}$ 表示健康效应在闲暇消费方面对农业劳动供给的影响，健康改善也会增加农民对闲暇的需求，农业劳动时间相应减少，因此该表达式为负。综合来看，如果农民认为新农合的健康效应对农业生产的边际产出要高于该健康效应对闲暇消费所带来的边际效用，那么参合农民将增加农业劳动供给，新农合对农业劳动供给会产生正向影响作用；相反，如果健康效应对农业生产的边际产出要低于该健康效应对闲暇的边际效用，那么参合农民将增加闲暇时间，减少农业劳动供给，因而新农合对农业劳动供给有负向影响作用；如果农业生产的边际产出与闲暇的边际效用持平，那么新农合的影响将不显著。同理，新农合对非农劳动供给的最终影响结果也取决于新农合健康效应对工资水平的边际收益与该健康效应对闲暇边际效用的相互竞争关系。

3.3　新农合缓解农户贫困的作用机理

3.3.1　健康冲击、农户贫困与新农合缓解

从理论上来看，新农合对农民因病致贫的反贫作用，主要是以权利贫困理论和可行能力福利经济理论为基础。权利贫困理论强调政府公共政策应减小弱势群体因经济交换权利的损失而可能造成的贫困。例如，当一个人身受疾病困扰时，他可能会减少对其他商品（食物、教育等）的经济交换权利以应对治

疗支出的需要，如果此人不在政府的社会保障项目范围内，那么沉重的医疗负担将会增加他的贫困风险。在实践层面上，新农合就是需要通过风险转移和补偿转移，把集中起来的医疗保险基金用于救助那些受疾病困扰的农民，减轻他们因疾病而减少对其他商品需求的损失，缓解由医疗负担所造成的贫困。可行能力福利经济理论要求社会保障政策在反贫过程中需解决个体"可行能力"被剥夺的问题。这是因为，一个家庭因遭遇疾病而陷入贫困不仅仅是由于沉重的医疗负担所致，而且在于患病者的一些"可行能力"被剥夺（如教育培训、就业机会、社会融入等）。而这些"可行能力"被剥夺很大程度上依赖于一个人健康状况的好坏。因此，提高居民健康水平意味着有利于减轻"可行能力"被剥夺的程度，进而降低贫困发生的可能性。依据可行能力福利经济理论，结合新农合提高农民健康水平的目标，可以预期，新农合减小农户贫困发生的影响途径还来自新农合对农民的健康收入影响，即通过改善农民健康，提高其人力资本在劳动就业上的收入回报，最终降低贫困风险。

结合上述相关理论及新农合政策内容，描绘出健康冲击对贫困的影响路径及新农合缓解因病致贫的作用机理，如图3-2所示。首先来看受到健康冲击的

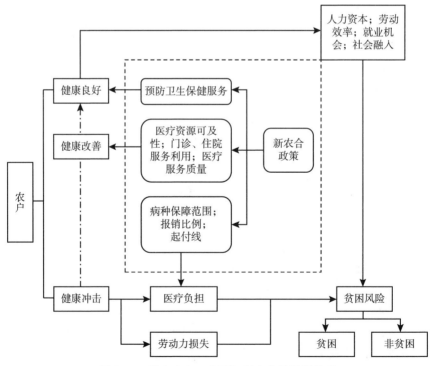

图3-2 健康冲击、贫困与新农合的逻辑关系

农户家庭，一方面，他们要面对直接发生的医疗负担，如诊疗费、住院费、医药费等其他相关费用，还包括家庭内可能存在的间接经济损失，如因现金不足而变卖的家庭资产以应对当前看病、治疗费用；另一方面，因疾病所引发的健康资本下降也会造成个人劳动效率下降、劳动供给减少，或是家庭其他成员因照顾患者而损失的劳动时间。如果遭遇一些更为严重的疾病或大病冲击，那么农户的医疗负担和劳动力损失也将大大加重。在医疗负担增加和劳动生产减少的共同作用下，农户面临的致贫风险随之增大，最终很有可能陷入贫困。

以上是健康冲击致使农户贫困发生的作用过程，新农合政策通过两个路径来帮助参合农户缓解因病致贫的风险。第一，利用集中起来的医疗保险基金对受伤病困扰的农民进行医疗费用补偿，补偿多少取决于各地新农合对病种保障范围、报销比例、起付线及最高支付限额的规定，保障范围越宽广、报销比例越高，将有利于减轻农民的医疗负担，从而降低贫困风险的程度。第二，通过提高农民对医疗资源的可及性，增加他们对医疗服务的利用，进而改善农民身体健康；如果患病者在新农合支持下能够进一步获得更好的药物或治疗手段，那么健康改善的效果会将更为显著，并由此得到一个良好的健康状况。这些都将有助于促进农民在人力资本、劳动效率、就业机会、社会融入等方面的提高，从而减小贫困发生的可能性。除此之外，对于那些未遭受健康冲击的农户，部分地区新农合所涵盖的预防卫生保健服务，如健康体检、健康教育宣传、疫苗补助等，也有利于农民保持良好的健康身体状况、减少生病或受伤风险，从而避免农户因疾病冲击而陷入贫困。

综上所述，新农合对缓解农户贫困的影响路径可以归纳为补偿效应和收入效应两个方面。一方面，补偿效应表现为，新农合通过门诊、住院等医疗费用报销方式，对患病农民给予一定的经济补偿，减轻其医疗负担。另一方面，收入效应表现为，就个人而言，通过促进医疗服务利用，提高个人健康水平，增加其就业和收入能力；对家庭来说，由于医疗支出风险不确定性的降低，家庭生产投资得到增加，因而促进家庭经济收入。

3.3.2　新农合的补偿效应

新农合对缓解农户贫困的补偿效应，可以通过 Pen 队列图 （Wagstaff et al.，2003；Yang，2015）进行描绘，如图 3-3 所示。Y 轴表示家庭人均收入水平；X 轴是按人均收入排序的累积人群百分比；与 X 轴保持平行的直线 M

是贫困线水平；三条人均收入曲线 L_0、L_1、L_2，分别表示在医疗费用发生前、医疗费用发生后及新农合补偿后的人均收入变化水平。在 Pen 队列图分析中，主要考察两个贫困变化结果，即贫困发生率和贫困距。前者表明了贫困发生的广度，而后者则反映了贫困家庭与贫困线的经济差距。图 3 - 3 显示贫困发生率的变化，在医疗费用发生前，人均收入曲线 L_0 与贫困线 M 的交点所对应的贫困发生率为 P_0；医疗费用发生后，人均收入曲线向右移动至 L_1，所对应的贫困发生率也增加至 P_1；在得到新农合的医疗补偿后，人均收入曲线 L_1 向左移动至 L_2，贫困发生率也相应减少至 P_2。可以看出，医疗经济负担将增大贫困发生率；而新农合的补偿机制则帮助部分因医疗负担陷入贫困的农民摆脱贫困。贫困距在图 3 - 3 中表现为贫困线之下与人均收入曲线之上的部分。对于医疗费用发生前后及新农合的补偿，贫困距的变化也是十分明显的。具体来说，区域 A 表示为医疗费用发生前的贫困差距；在医疗费用发生后，贫困距扩大至区域 $ABCDEF$；而新农合的医疗补偿，使贫困距缩小至区域 ABC；原来贫困户的贫困差距也由 ABD 区域减小至 AB 区域。由此可见，新农合的补偿机制在一定程度上弥补了农民因医疗负担而导致的经济福利损失（区域 DEF），从而减少农户因病致贫的可能。

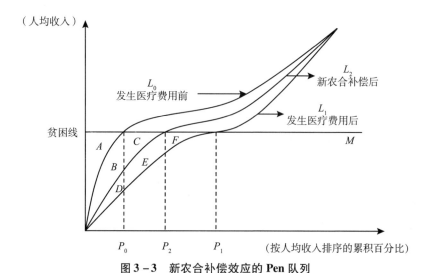

图 3 - 3　新农合补偿效应的 Pen 队列

资料来源：Yang W. Catastrophic Outpatient Health Payments and Health Payment-induced Poverty under China's New Rural Cooperative Medical Scheme [J]. Applied Economic Perspectives and Policy, 2015, 37 (1): 64 - 85.

3.3.3 新农合的收入效应

著名经济学家阿马蒂亚·森在《以自由看待发展》一书中提出了"可行能力"的福利经济学思想，该理论要求社会医疗保障在反贫困过程中需解决个体"可行能力"被剥夺的问题。这是因为，一个家庭因遭遇疾病而陷入贫困不仅仅是由于沉重的医疗负担所致，而且在于患病者的一些"可行能力"被剥夺（如教育、就业、社会融入等），而这些"可行能力"的被剥夺很大程度上是由健康状况变差所致。作为一项社会医疗保险制度，新农合的主要目标之一便是提高农民的健康水平，充分强调了健康对农民的内在价值。在实际中，通过降低医疗支出、提高农民对医疗服务的可及性，新农合使农民健康状况得到改善，进而增加了劳动供给及效率，实现农民增收（齐良书，2011；程令国，张晔，2012；许庆，刘进，2015）。除此之外，新农合通过降低医疗经济负担、减小居民对未来的不确定性，可以把农民原先用于应对健康风险冲击的家庭经济资源转化到人力资本投资（如营养结构改善、子女教育等）或是生产投资（如农业设备、技术投入、非农创业等），由此创造的经济效益也有助于增加家庭收入、避免贫困发生（马双，张劼，2011；许庆，刘进，2015；郭云南，王春飞，2016）。

3.4 本章小结

首先，本章对我国新农合政策的发展历程进行了梳理，总体来看，新农合制度自实施以来大致经历了从试点时期（2003—2006 年）到全面推进时期（2007—2008 年）以及最后完善时期（2009 年至今）的演变过程。统计数据结果表明，随着新农合的不断发展和推进，参合农民的就医比例、住院服务利用以及住院费用报销均有了较大提高。在该时期内参合农民的患病率、因病不能活动天数也有所减少，农民的健康状况得到了一定改善。

其次，探讨了新农合制度、农民健康与劳动供给之间的逻辑关系，并基于家庭时间配置的理论基础，构建出一个新古典的农户家庭生产决策模型，对新农合对农业劳动和非农工作的影响机制进行深入分析。理论分析得出，新农合对农民劳动供给的最终影响结果取决于新农合健康效应对工资水平的边际收益与该健康效应对农民闲暇边际效用的相互竞争关系。

　　最后，对新农合缓解农户因病致贫的作用机理进行了具体考察。新农合对贫困缓解的作用机理可以归纳为补偿效应和收入效应两个方面。补偿效应表现为，新农合可以通过起付线、封顶线、补偿比例等方案设计，对患病农民给予一定的经济补偿，减轻其医疗负担。收入效应表现为，一方面，促进个人的医疗服务利用水平，从而提高健康人力资本，增加就业和收入能力；另一方面，降低家庭面临的医疗支出风险的不确定性，促进农村家庭生产投资增加，从而实现家庭经济收入的水平提高。

第 4 章

新农合对劳动供给影响的实证分析

　　与健康息息相关的劳动力供给，对提高居民收入、保持经济增长发挥着重要作用，因此劳动供给问题是学术界研究的一个重要问题（陈华等，2016）。随着我国新农保、新农合制度的发展，农村社会保障制度在劳动力市场上的影响效应开始受到关注。有学者指出，由于新型农村养老保险待遇具有很强的收入效应，因而会对农民劳动供给产生较大的负向影响作用（程杰，2014）。然而，与农村养老保险不同的是，新农合则具有较强的健康效应，很可能因改善农民健康而促进他们的劳动供给。那么，在实践中新农合到底对农村劳动力供给产生怎样的影响？影响程度又是如何？厘清这些问题是进一步完善现有农村医疗保障制度、促进农村劳动力市场建设的重要前提，因此需要进行深入的研究。

4.1　实证模型、研究样本与变量

4.1.1　实证模型

1. 倍差法模型

　　为考察新农合政策对劳动供给的影响效应，采用基于自然实验条件下的倍差法进行评估分析。倍差法是一种专门评估公共项目或社会政策影响效果的计量方法，优点在于能够避免政策作为自变量所存在的内生性问题，即有效控制了因变量和自变量之间的相互影响效应；如果是面板数据，那么倍差模型可以有效控制那些与时间变化相关的不可观测个体异质性，因而得到对政策效果的无偏估计（Imbens & Wooldridge，2009；陈林，伍海军，2015）。运用倍差法的基本思路是，首先，按照自然实验法的原理，对研究样本进行分组，一组是受政策影响的处理组，另外一组则是不受政策影响的对照组；其次，确定政策实施前的基准期和政策实施后的考察期，从而能够比较处理组和对照组考察结果在政策实施前后所发生的变化；最后，将处理组在政策实施前后考察指标的均值变化减去对照组的均值变化，进而得到政策的影响净效应，该效应也被称为政策对作用组的平均处理效应（average treatment effect on the treated，ATT）。其具体表达式如下：

$$ATT_{DD} = (\bar{Y}^{处理组}_{实施后} - \bar{Y}^{处理组}_{实施前}) - (\bar{Y}^{对照组}_{实施后} - \bar{Y}^{对照组}_{实施前}) \tag{4.1}$$

式（4.1）中的政策影响效应，也可以通过建立计量回归模型进行 OLS 线性估计，从而得到相应的统计推断，其代表式为：

$$Y_{ipt} = \beta_0 + \beta_1(Treatment_i \times Post_t) + \beta_2 Treatment_i + \beta_3 Post_t + X'\theta + \delta\eta_p + \gamma\theta_t + \mu_{ipt} \tag{4.2}$$

其中，Y_{ipt} 表示为生活在省份 p 的个人 i 在时期 t 的劳动供给结果，本书分别选择全年农业劳动小时数、农业劳动小时数的对数形式以及非农劳动参与情况三个指标来回归。其中，全年农业劳动小时数及其对数形式是不含零值的连续变量，即考察的是有从事农业活动的个人农业劳动供给时间；非农劳动参与是一个二元离散选择变量，等于 1 表示受访者有参与非农劳动工作，否则为 0。向量 X 是一组反映了个人、家庭及村庄特征的控制变量，包括个人年龄、受教育程度、性别、婚姻状态、自评健康、严重疾病状况、家庭人口规模、小孩数量、耕地面积、村庄行政区划特征、村庄道路状况以及公共交通工具；η_p 表示为不随时间变化的省份固定效应，θ_t 则是每个个体及省份共有的年份固定效应；μ_{ipt} 是随个人和年份变化的随机误差项，该误差项服从正态分布假定，并独立于其他自变量、省份固定效应 η_p 以及年份固定效应 θ_t。$Treatment_i$ 是组间虚拟变量，如果个体是新农合政策的"处理组"则赋值为 1，"对照组"则赋值为 0；$Post_t$ 是时期虚拟变量，新农合政策实施后的"考察期"赋值为 1，政策实施前的"基准期"则赋值为 0。根据变量 $Treatment_i$ 和 $Post_t$ 的赋值情况，可以分别得到处理组和对照组在政策实施前后的均值结果：

$$\bar{Y}^{对照组}_{实施前} = \beta_0 \tag{4.3}$$

$$\bar{Y}^{对照组}_{实施后} = \beta_0 + \beta_3 \tag{4.4}$$

$$\bar{Y}^{处理组}_{实施前} = \beta_0 + \beta_2 \tag{4.5}$$

$$\bar{Y}^{处理组}_{实施后} = \beta_0 + \beta_1 + \beta_2 + \beta_3 \tag{4.6}$$

通过将上述结果代入式（4.2），由此得到 $ATT_{DD} = \beta_1$，这说明回归方程（4.2）的系数 β_1 就是式（4.1）中通过倍差法计算出的政策作用组的平均处理效应 ATT_{DD}，因此交互项 $Treatment_i \times Post_t$ 系数估计结果 β_1 的大小和显著程度反映了新农合政策对劳动供给的净影响。对回归模型（4.2）采用 OLS 线性估计，可以方便地得到 ATT_{DD} 的估计值和标准误，进而做出对统计显著性的判断。除此之外，在倍差法回归方程中引入控制变量，还能够减小因遗漏重要解释变量对估计结果造成的偏误。为此，在接下来的分析中，将以倍差法的线性估计方程作为基准回归模型对新农合的劳动供给影响效应展开评估分析。

2. 工具变量模型

在估计新农合对参合者劳动供给行为的影响时，个人参合行为很可能有潜在的内生性，该内生性问题主要来源于以下两方面：一是个体不可观测的异质性。由于个体之间存在不可观测的特征区别（个人能力或风险偏好），这些特征可能共同决定个体的新农合参合行为及劳动供给决策，从而导致随机误差项与新农合变量具有相关性，忽视该异质性将会使估计结果产生偏误（秦雪征，郑直，2011；彭晓博，秦雪征，2014）。二是参合行为与劳动供给的反向因果关系。例如，劳动时间较多或参加工作的农民个体可能有较大的概率参加新农合，因而被解释变量劳动供给对解释变量新农合的反向影响关系会导致估计结果有偏。

为解决上述原因所导致的内生性问题，将采用工具变量模型加以克服。一个有效的工具变量应当与个人是否参加新农合高度相关，但同时又不对劳动供给行为产生直接影响。本书使用的工具变量为受访者本人所在县当年是否实施了新农合，即县里如果一个村有新农合项目，则认为该县实施了新农合，该做法也是以往研究文献普遍采用的方法（Lei & Lin，2009；秦雪征，郑直，2011；彭晓博，秦雪征，2014）。这是因为新农合政策大都是以县级为单位而展开，县所在地的农村居民能否参加新农合从根本上来说取决于该县是否引入新农合医疗保险项目，因此，县级层面新农合实施情况与农民是否参合二者之间存在很强的相关性；但是，县级层面新农合是否实施与个人异质性特征相比具有外生性，因而不会直接影响个人的劳动供给决策行为，故这一变量可以作为合理、有效的工具变量。为此，本书采用县级层面是否实施新农合作为工具变量来克服内生性问题。

选择好工具变量后，可以通过两阶段最小二乘估计方法（two stage least squares，2SLS）进行估计。具体而言，首先在第一阶段将具有内生性的个人新

农合参加情况 $Insurance_{ipt}$，对工具变量县级层面是否展开新农合作最小二乘估计，其表达式为：

$$Insurance_{ipt} = \alpha_0 + \alpha_1 Insurnace\_county + X'\theta + \delta\eta_p + \gamma\theta_t + \nu_{ipt} \qquad (4.7)$$

其中，$Insurance\_county$ 是一个虚拟变量，如果受访者所在县实施了新农合，则赋值为 1，否则为 0；系数 α_1 反映了县级层面新农合的实施情况对个人参加当地新农合项目的影响程度，同时假定控制变量、省份和时间虚拟对于个人参加新农合是外生的。通过对上式的回归估计，可以得到每个观测对象参加新农合的预测值 $\widehat{Insurance}_{ipt}$，然后对下面的回归方程进行第二阶段的最小二乘估计，其表达式为：

$$Y_{ipt} = \beta_0 + \beta_1 \widehat{Insurance}_{ipt} + X'\theta + \delta\eta_p + \gamma\theta_t + u_{ipt} \qquad (4.8)$$

其中，由于个人参加新农合的预测值 $\widehat{Insuance}_{ipt}$ 由工具变量县级新农合 $Insurance\_county$ 所决定，因而不受个人不可观测因素或劳动供给行为的影响，故与随机误差项 u_{ipt} 不相关。

3. 面板固定效应模型

结合本书所使用的平衡面板数据性质，也可以通过构建面板固定效应模型缓解由个体不可观测的异质性所引起的内生性问题。该模型假定个体差异不会随时间而发生变化，通过利用同一个研究对象在前后两期的追踪记录，对被解释变量和解释变量进行一阶差分，从而直接消除个体不随时间发生变化的异质性特征（彭晓博，秦雪征，2014）。此时，所有不随时间变化的特征影响（受教育程度、性别等）被个人固定效应所控制，而时间变化影响由年份固定效应所控制，其表达式为：

$$Y_{ip,1} - Y_{ip,0} = \beta_1 (Treatment_i \times Post_t) + \gamma\theta_t + \omega H_i + D'\tau + u_{ipt} \qquad (4.9)$$

其中，$Y_{ip,1}$ 表示为新农合考察期的劳动供给结果；$Y_{ip,0}$ 表示为基准期的劳动供给；系数 β_1 是控制了个体不随时间变化异质性后新农合政策对劳动供给的影响效应；θ_t 表示为年份的时间固定效应；H_i 代表被受访者的个人固定效应；变量 D 反映了所有随时间变动的、可能会影响参合行为以及劳动供给的个人或家庭特征。

4. 两部分模型

由于被解释变量农业劳动时间有一部分观测个体存在零值情况，这会破坏随机干扰项的正态性假设。如果仍然采用 OLS 回归估计，将导致新农合对农业劳动时间的影响估计偏误，而两部分模型不依赖同方差和正态性假设，估计结果将更加稳健（Duan et al.，1983；程令国，张晔，2012）。同时，为了控制处理组和对照组在农业劳动供给上的共同时间趋势，本书在倍差法结构式基础上采用两部分模型进行估计。两部分模型的第一阶段是通过 Probit 二元离散选择模型估计农村居民参与农业劳动的决策，其表达式为：

$$W_{ipt}^* = \beta_0 + \beta_1 (Treatment_i \times Post_t) + \beta_2 Treatment_i + \beta_3 Post_t + X'\theta + \delta\eta_p + \gamma\theta_t + \varepsilon_{ipt}$$

$$\Pr(W_{ipt} = 1 \mid Treatment_i \times Post_t, \ Treatment_i, \ Post_t, \ X, \ \eta_p, \ \theta_t)$$

$$= \Pr(W_{ipt}^* > 0 \mid Treatment_i \times Post_t, \ Treatment_i, \ Post_t, \ X, \ \eta_p, \ \theta_t)$$

$$= \Phi[\beta_0 + \beta_1 (Treatment_i \times Post_t) + \beta_2 Treatment_i + \beta_3 Post_t + X'\theta + \delta\eta_p + \gamma\theta_t]$$

$$(4.10)$$

其中，W_{ipt}^* 是一个潜在变量，反映了个体参与农业劳动的潜在倾向，但无法被观测。当参与农业劳动 W_{ipt} 的观测结果等于 1 时，W_{ipt}^* 为正，否则为 0。$\Pr(\cdot)$ 表示个人参与农业劳动的条件概率，$\Phi(\cdot)$ 是随机误差项 ε_{ipt}（服从标准正态分布）的概率分布函数。通过对（4.10）的变形，潜在变量 W_{ipt}^* 对新农合的线性回归转换成条件概率 $\Pr(\cdot)$ 对新农合的非线性方程回归，并通过假定服从标准正态分布的概率分布函数 $\Phi(\cdot)$，借助极大似然法完成对 Probit 模型的系数估计。

两部分模型的第二阶段则是在第一阶段农民选择参与农业劳动的情况下，对新农合影响农民农业劳动时间进行估计，其表达式为：

$$Y_{ipt} = \beta_0 + \beta_1 (Treatment_i \times Post_t) + \beta_2 Treatment_i + \beta_3 Post_t + X'\theta$$
$$+ \pi \hat{\lambda}(\cdot) + \delta\eta_p + \gamma\theta_t + \mu_{ipt} \qquad (4.11)$$

其中，被解释变量 Y_{ipt} 是参与农业劳动居民的农业劳动供给时间。$Treatment_i$ 表示组别的虚拟变量，取值为 1 为新农合参加组，取值 0 为对照组；$Post_t$ 表示新农合政策的虚拟变量，取值为 1 为新农合政策实施后的"考察期"，取值 0 为新农合政策实施前的"基准期"；交互项 $Treatment_i \times Post_t$ 的系数估计 β_1 是本书所关注的新农合影响估计结果。

4.1.2　研究样本

由于新农合政策规定只有农业户口才有资格参加新农合，首先，本章研究将研究样本限定在调查地点为农村地区且具有农业户口的受访者。其次，为了反映新农合对农村主要劳动群体的影响作用，进一步将研究对象限定在 30 岁及以上的农村成年人。

4.1.3 变量设定

1. 参合组（处理组）和非参合组（对照组）

为了筛选出新农合参加者与未参合两类群体，需要对受访者"是否参加新农合"加以识别。然而，在 2004 年和 2006 年的 CHNS 个人调查问卷里只询问了受访者"是否参加合作医疗"，但未指明该合作医疗是否为新农合。为此，借鉴以往研究的做法（Lei & Lin，2009；秦雪征，郑直 2011），通过使用 CHNS 社区（村）调查问卷有关医疗保险项目的实施情况，对受访者是否参加新农合进行识别。具体有以下处理过程，由于新农合于 2003 年开始在县层面组织实施，本书结合 CHNS 社区（村）调查问卷中的"村里是否有合作医疗项目"和"在哪一年开始实施"两个问题，对村里实施的合作医疗是否为新农合加以判断。如果村调查问卷报告有合作医疗项目且从 2003 年开始实施，则认为该村已开展新农合项目。进一步地，如果在 CHNS 个人问卷里又显示受访者本人参加了合作医疗，那么认为该受访者属于新农合的参加者。根据新农合的规定，农民参加新农合必须以家庭为单位进行投保，因此可以从家庭层面对新农合参合组进行定义，既某个家庭内只要至少有一名成员参加了新农合，则认为该家庭及其所有成员属于参合组①。按照此定义，计算出 CHNS 数据所有调查年份所记录的新农合参与情况，如表 4-1 所示。

表 4-1　　　　　　1991—2011 年 CHNS 数据的新农合参合情况

调查年份 参合情况	1991	1993	1997	2000	2004	2006	2009	2011
非参合者（人）	6699	6932	7043	8246	7545	6043	883	457
参合者（人）	0	0	0	0	656	4480	9290	10442
参合率（%）	0	0	0	0	8.0	42.6	91.3	95.8

---

① 在数据处理过程中发现，部分受访者关于"是否参加新农合"的记录显示缺失，但其所在家庭的其他成员却参加了新农合。对于该情况，这部分人群在本研究中被归为新农合参合群体。本书也尝试将这部分人群排除在研究样本之外，并估计新农合的影响，如附表 1 结果显示，系数符号、大小和显著程度与表 4-5 基准回归模型估计结果相比并未发生较大变化。

根据 2004 年的统计结果显示，在新农合开始实施的一年里，农村参合人数为 656 人，农民参合率仅有 8%，这可能是因为农村居民对新农合认识不足，因而参与意愿比较低。随着新农合政策的不断拓展，新农合的参合人数和参合率迅速增长，2006 年参合人数增加到 4480 人，参合率上升到 42.6%；到 2009 年参合人数进一步增加到 9290 人，参合率上升到 91.3%；在此之后，新农合参合人数和参合率的增长速度有所放缓，与 2009 年相比，2011 年参合人数增加了 1152 人，参合率仅提高了 4.5%。总体来看，从 2004 年到 2011 年期间，新农合呈现出快速发展趋势，参合人数和参合率均保持持续增长，参合人数和参合率均与《中国卫生和计划生育统计年鉴》的统计描述大致接近，说明本书使用的样本调查数据具有较好的代表性。需要注意的是，在新农合实施后的几个调查年份里，除 2006 年以外，其他年份里的新农合参加者与非参合者的样本观测数都相差比较大，相比之下，2006 年参合者与非参合者的样本比则非常接近于 1∶1。依据以往的研究经验，大多数研究在利用倍差法对公共政策进行评估分析时，都保持处理组与控制组的样本比例在 1∶1 到 1∶3 之间，以提高估计的有效性。为此，根据表 4－1 关于参合者与非参合者的样本分布情况，以 CHNS 数据在 2006 年的调查年份作为新农合政策实施后的考察期，并选择 1997 年和 2000 年两个调查年份作为新农合实施前的基准期，通过这三轮调查构造出一个平衡面板数据。在此基础上，将那些在 2006 年调查中属于新农合参加者群体的跟踪个体归为处理组，一共有 3153 个观测值；而非参合者则归为控制组，一共有 4803 个观测值。

2. 劳动供给变量

本书考察的劳动供给变量包括农业劳动时间、非农劳动参与、劳动力退出以及因病不能工作周数，结合 CHNS 提供的数据在被解释变量的设定方面分别进行了以下处理。

（1）农业劳动时间。研究所采用的农业劳动时间为农民全年从事农业劳动的总小时数，农业活动包括四个部分，家庭菜园、果园；集体和家庭农业；集体和家庭饲养家畜、家禽；集体和家庭渔业。CHNS 数据详细记录了每个成年人在上一年度里参与以上各项农业活动的平均每天劳动小时数、平均每周劳动天数以及上一年度里的劳动月数。因此，全年农业劳动小时数可以通过以下公式计算得出：农业劳动时间＝全年家庭菜园、果园劳动小时数＋全年集体和家庭农业劳动小时数＋全年集体和家庭饲养家畜、家禽劳动小时数＋全年集体和家庭渔业劳动小时数。其中，某一项的全年农业劳动小时数＝全年劳动月

数 × 平均每周劳动天数 × 平均每天劳动小时数 ×（52/12）。为考察农业劳动时间的增长率变化，采用农业劳动时间的对数形式作为因变量，以分析新农合对农业劳动供给的影响。

（2）非农劳动。根据 CHNS 数据调查内容，对农村居民个人所从事的非农劳动定义为：其一，过去一年的主要职业或第二职业类型为非农民职业，具体包括高级专业技术工作者、一般专业技术工作者、管理者/行政官员/经理、办公室一般工作人员、技术工人或熟练工人、非技术工人或熟练工人、军官与警官、士兵与警察、司机、服务行业人员、运动员/演员/演奏员、其他；其二，过去一年有从事过家庭小手工业或小商业活动，包括如木工、鞋匠、保姆、裁缝、理发、电器、修理、饭店、商店、家庭托儿所、家庭旅馆、家庭诊所等。因此，设定非农劳动为一个二元指示变量，如果被调查者在过去一年里所从事的工作职业或劳动有符合上述任一条件，则赋值为 1，否则为 0。

（3）劳动力退出。按照解垩（2011）的定义，个人退出劳动力市场情况通过以下问题进行界定，"你现在有工作吗？"，并通过一个二元指示变量来表示：赋值为 1，表示受访者退出劳动力市场；赋值为 0，则表示处于工作状态。

（4）因病不能工作时间。该考察指标指的是受访者个人在过去三个月内一共有多少周因为所患疾病而不能正常工作。由于该变量直接反映了健康状况与劳动供给效率的关系，因而考察新农合医疗对其影响可以揭示新农合在促进劳动供给方面的健康效应。如果新农合对农民因病不能工作时间有负向影响，说明新农合确实保障了参合农民的健康，使他们的劳动时间及效率的损失程度相对较少。相反，如果新农合的影响为正或不显著，则说明新农合对农民的劳动生产没有起到健康保障作用。

根据公式（4.1），可以计算出新农合政策对处理组劳动供给的平均处理效应（ATT），如表 4-2 所示。其中，第一列是按照倍差法公式（4.1）计算出的新农合对农民劳动供给的影响净效应，即 ATT。后四列则分别给出了参合组与非参合组农民劳动供给结果在新农合实施前（基准期 1997—2000 年）和实施后的（考察期 2006 年）平均变化结果。从农业劳动的全年平均劳动小时数来看，与基准期 1997—2000 年相比，参合组和非参合组在考察期 2006 年的农业劳动时间都有所减少，分别减少了 235.8 小时和 342 小时。这可能与个人年龄有关，因为随着年龄增加意味着健康资本价值下降（Grossman，1972），使得劳动生产效率降低及劳动供给减少。但通过对比参合组和非参合组发现，参合组农民农业劳动时间减少程度相对更小，故最终新农合政策对农业劳动供给有正向影响净效应，即实施新农合后，参合组农民在农业劳动时间方面比非参合组多劳动 106.2 小时。同样，新农合对农业劳动时间对数的影响净效应也为正。从非农劳动的情况来看，参合组群体非农劳动参与比例在考察期比基准期增加了 2.3%，而非参合组则减少了 8.4%，故新农合总体上增加了非农劳动参与比例 10.7%。相比较基准期而言，参合组和非参合组在考察期的劳动力退出比例和因病不能工作周数都有所增加，但增加的幅度却不一致。就劳动力退出比例来说，参合组增加比例为 14%，而非参合组增加比例为 18%，相应的影响净效应降低了 4%；在因病不能工作时间方面，参合组平均增加了 0.101 周，而非参合组则增加了 0.156 周，因此影响净效应减少了 0.055 周。通过初步统计描述分析，可以看出新农合的实施增加了农村居民劳动供给，接下来将加入其他控制变量，利用倍差法计量回归模型对新农合政策的影响效应进行估计并作统计检验。

表 4 - 2　　　　　　　　　　参合组和非参合组的劳动力供给情况

劳动供给结果	ATT_{DD}	参合组		非参合组	
		基准期 1997—2000 年	考察期 2006 年	基准期 1997—2000 年	考察期 2006 年
农业劳动时间（小时）	106.200	1156.300	920.500	1351.700	1009.700
农业劳动时间的对数	0.181	6.672	6.347	6.826	6.320
非农劳动参与（%）	0.107	0.177	0.200	0.249	0.165
劳动力退出（%）	-0.040	0.137	0.277	0.161	0.341
因病不能工作时间（周）	-0.055	0.134	0.235	0.114	0.270
样本观测个数	—	2102	1051	3202	1601

3. 控制变量

根据已有的理论和经验研究，首先控制一系列相关的个人特征变量，具体包括个人年龄、受教育程度、性别、婚姻状态、自评健康以及严重疾病状况（Strumpf，2011；Bradley et al.，2013；Liu，2016）。其中，个人年龄是一个连续变量，反映了个人实际岁数的大小；受教育程度以分类变量形式表示，"小学以下"设为基准参照组，"小学""初中"和"高中及以上"设为对照组；性别是一个虚拟变量，1 表示为女性，0 为男性；婚姻状态通过"在婚"和"丧偶"两个虚拟变量来度量，如果个人婚姻处于在婚状态或配偶去世，那么"在婚"或"丧偶"变量赋值为 1，否则为 0；自评健康状况同样是一个分类变量,将健康自评结果为"好或非常好"设为基准组,而"健康一般"和"健康差"分别设为对照组;严重疾病是一个虚拟变量,如果被访者在过去四周内患病程度为严重的,则赋值为1,否则为0。由于家里孩子数量和耕地面积可能会影响家庭内各成员之间的劳动分工决策及时间分配利用(Bharadwaj et al.,2013;Chang et al.,2014),因此在回归模型中还对家庭小孩数量和耕地面积进行控制。其中,小孩数量定义为家中6岁及以下的小孩子数量;耕地面积反映了家庭拥有的实际耕地面积,并通过对数形式表示。相应地,本书还在模型中加入省际虚拟和年份虚拟变量,以控制模型在地域和时间上不可观测因素的影响(见表4-3)。

表4-3 个人和家庭特征的描述性统计

控制变量	参合组		非参合组	
	基准期1997—2000年	考察期2006年	基准期1997—2000年	考察期2006年
年龄	48.600	56.100	49.500	56.900
小学	0.248	0.248	0.237	0.237
初中	0.228	0.228	0.243	0.243
高中及以上	0.123	0.123	0.090	0.090
女性	0.508	0.508	0.518	0.518
在婚	0.858	0.780	0.841	0.730
丧偶	0.069	0.105	0.076	0.100
健康一般	0.241	0.372	0.268	0.347
健康差	0.050	0.107	0.050	0.070
严重疾病	0.007	0.025	0.009	0.019
小孩数量	0.187	0.157	0.189	0.187
耕地面积	1.313	1.089	0.951	0.826
样本观测值	2102	1051	3202	1601

表4-3列出了上述控制变量基于参合组和非参合组的均值统计描述结果。首先来看不随时间变化的变量特征,如受教育程度和性别。其中,初中及以下受教育水平的比例占到85%以上,反映了中国农村地区文化水平相对落后的现状,符合总体农村人口特征。参合组和非参合组的女性比例差别不大,分别占到50%左右。对于随时间变化的变量特征,除了参合组家庭耕地面积要略高于非参合组外,其他变量如个人年龄大小、婚姻状况、健康水平、严重疾病

情况、家庭小孩数量，其非参合组在基准期和考察期的平均值都比较接近于参合组。这说明所构建的非参合组是一个比较理想的反事实对照组，有利于提高倍差法的估计精确性。

4.2　反事实检验

使用倍差法估计的一个重假设条件是，处理组和对照组的考察结果没有受到来自随时间变化的异质性因素干扰，故政策以外的因素不会对处理组和对照组的变量结果产生显著差异性影响，否则将会导致估计结果产生偏误。也就是说，如果在没有实施新农合的情况下，参合组（处理组）和非参合组（对照组）的劳动供给结果在研究时期内的变化趋势应当是一致的，即保持应有的"共同趋势"或"平行趋势"（Common Trend）。按照以往的经验研究（Talosaga & Vink，2014；Boyle & Lahey，2016），可以通过考察处理组和对照组在政策或项目实施前的结果变化趋势，以判定这两类群体是否满足倍差法的"共同趋势"要求。

本书首先对新农合参合组和非参合组农民的劳动供给结果在1997—2006年的变化趋势作出一般描述。从农业劳动时间来看（见图4-1），参合组和非参合组的农业劳动供给总体上呈现下降趋势：在新农合政策实施前，虽然参合组的全年农业劳动小时总数要低于非参合组，但其变化趋势与非参合组保持一致；而新农合实施后，与参合组相比，非参合组的农业劳动时间下降幅度则变得相对更大。从非农劳动参与比例来看（见图4-2），在新农合开展以前，参合组与非参合组的非农劳动参与变化没有呈现出明显差异；而自新农合开展以后，参合组的非农劳动参与比例得到增加，相比之下，非参合组的非农劳动比例则有所下降。图4-3显示了参合组与非参合组新农合项目实施前后，劳动力退出比例的变化趋势。可以看出，随着年份增加，两组群体劳动力退出比例都呈现出上升趋势，且参合组的比例要一直都低于非参合在组；但就新农合实施前的情况而言，参合组与非参合组的变化比例是非常接近的。图4-4则描绘了参合组与非参合组因患病影响工作时间的变化趋势。同样得到了类似的结果显示，新农合实施前，参合组与非参合组的变化趋势比较一致；而新农合实施后，相比较与非参合组群体，参合组群体因病不能正常工作周数的增加幅度要相对更低。通过基本描述分析得出，参合组和非参合组的劳动供给变化趋势在新农合实施前大体趋于平行状态，可以初步断定考察对象在研究时期内没有受到除新农合外其他随时间变化的外部冲击。

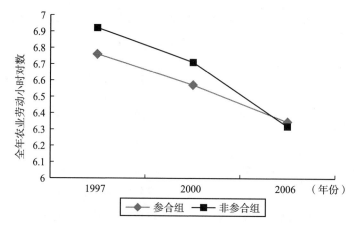

图 4-1 1997—2006 年参合组与非参合组农业劳动时间的变化趋势

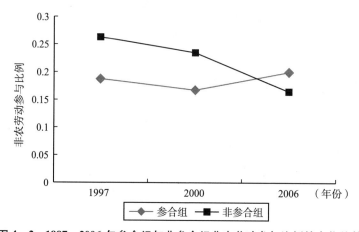

图 4-2 1997—2006 年参合组与非参合组非农劳动参与比例的变化趋势

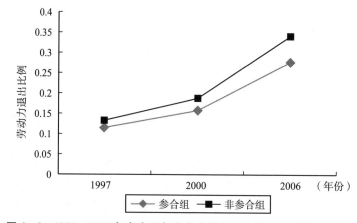

图 4-3 1997—2006 年参合组与非参合组劳动力退出比例的变化趋势

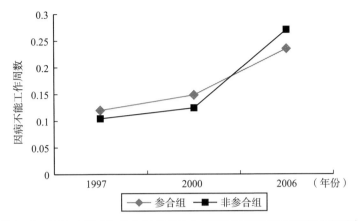

图 4 – 4　1997—2006 年参合组与非参合组因病不能工作周数的变化趋势

以上分析结果只是初步反映了参合组和非参合组的劳动供给结果的潜在变化趋势，因为除了新农合政策外，还有其他因素可能会影响个人的劳动供给决策。接下来将通过控制个人和家庭特征相关因素，采用倍差法计量回归模型（4.2）对"共同趋势"做进一步检验。检验的基本思路为，使用新农合政策实施前的 1997 年、2000 年两期调查数据建立一个新的平衡面板数据，并假想 2000 年为新农合的考察期，而视 1997 年为新农合实施前的基准期，参合组和非参合组的设定仍以 2006 年新农合参加情况为依据。如果新农合对劳动供给的影响效应是由其他外部随时间变化因素所引起的，那么这种效应会在新农合展开之前应当有所显现，因而交叉项"参合组×考察期"的估计系数在统计上具有显著性；反之，交叉项的估计系数不显著。表 4 – 4 的前四列估计结果显示，以 2000 年作为考察期的交叉项估计系数在统计上都不具有显著性，尤其是非农劳动参与和劳动力退出的系数估计结果更是接近于零。该结果表明，在假想不存在新农合政策的情况下，参合组和非参合组的劳动供给结果不会因时间改变呈现出显著的差异性变化趋势，农村居民的劳动供给变化趋势没有受到太多随时间改变的异质性因素干扰，这与趋势性描述分析结果是相吻合的，因此可以认为"共同趋势"的假设条件是基本成立的，可以使用倍差法计量回归模型对新农合政策的劳动供给影响效应进行估计。

表 4 – 4 反事实检验

解释变量	农业劳动时间	非农劳动	劳动力退出	因病不能工作
参合组 × 考察期	0.020 (0.064)	0.008 (0.021)	− 0.009 (0.018)	0.037 (0.046)
参合组	− 0.243 *** (0.046)	− 0.061 *** (0.015)	0.001 (0.012)	− 0.001 (0.032)
考察期	− 0.169 *** (0.045)	− 0.028 ** (0.014)	0.010 (0.012)	− 0.006 (0.027)
控制变量	是	是	是	是
样本观测个数	3732	5304	5304	5304
R^2	0.125	0.195	0.192	0.129

注：* 表示 10% 的统计显著性、** 表示 5% 的统计显著性、*** 表示 1% 的统计显著性；括号内估计结果为稳健标准误；限于篇幅，模型略去了常数项和以下控制变量：年龄、受教育程度、性别、婚姻状况、自评健康水平、严重疾病状况、家庭小孩数量、家庭耕地面积、省份及年份虚拟，其他变量估计结果见附表 2。

4.3 新农合对劳动供给的影响估计

表 4 – 5 列出了基于倍差法回归模型新农合对劳动供给影响效应的估计，并对个人特征、家庭特征、省份及年份效应进行了控制。

表 4 – 5 新农合对劳动供给的影响估计

解释变量	农业劳动时间	非农劳动	劳动力退出	因病不能工作
参合组 × 考察期	0.183 ** (0.074)	0.094 *** (0.017)	− 0.062 *** (0.018)	− 0.125 ** (0.055)
参合组	− 0.217 *** (0.034)	− 0.055 *** (0.011)	− 0.003 (0.010)	0.017 (0.027)
考察期	− 0.520 *** (0.059)	− 0.049 *** (0.013)	0.102 *** (0.014)	0.098 ** (0.038)
年龄	− 0.006 *** (0.002)	− 0.005 *** (0.000)	0.010 *** (0.000)	0.001 (0.001)

续表

解释变量	农业劳动时间	非农劳动	劳动力退出	因病不能工作
小学	-0.052 (0.038)	0.033 *** (0.011)	0.027 ** (0.012)	-0.039 (0.033)
初中	-0.158 *** (0.046)	0.089 *** (0.013)	0.048 *** (0.012)	-0.024 (0.032)
高中及以上	-0.196 *** (0.064)	0.223 *** (0.019)	0.066 *** (0.016)	-0.024 (0.041)
女性	0.170 *** (0.032)	-0.113 *** (0.009)	0.117 *** (0.009)	-0.019 (0.025)
在婚	0.093 (0.079)	0.134 *** (0.012)	0.114 *** (0.014)	0.074 ** (0.035)
丧偶	-0.026 (0.099)	0.140 *** (0.017)	0.240 *** (0.022)	0.106 (0.067)
健康一般	0.030 (0.034)	-0.022 ** (0.010)	0.044 *** (0.010)	0.084 *** (0.022)
健康差	0.080 (0.062)	-0.052 *** (0.015)	0.087 *** (0.020)	1.092 *** (0.129)
严重疾病	-0.071 (0.119)	-0.021 (0.032)	0.129 *** (0.043)	2.856 *** (0.421)
小孩数量	-0.085 ** (0.034)	0.006 (0.009)	0.016 * (0.009)	-0.004 (0.028)
耕地面积	0.240 *** (0.022)	-0.096 *** (0.005)	-0.087 *** (0.005)	-0.013 (0.013)
常数项	6.232 *** (0.154)	0.539 *** (0.035)	-0.271 *** (0.035)	-0.021 (0.096)
省份和年份虚拟	是	是	是	是
样本观测个数	5064	7956	7956	7956
R^2	0.119	0.188	0.245	0.186

　　注：* 表示 10% 的统计显著性、** 表示 5% 的统计显著性、*** 表示 1% 的统计显著性；括号内估计结果为稳健标准误。

4.3.1　农业劳动时间

交叉项"参合组×考察期"的估计系数显著为正，说明新农合政策的实施对农民农业劳动供给时间产生了显著的正向影响效应。具体而言，参合组农民在新农合项目展开后，他们的农业劳动时间比非参合组农民高出18.3%，该结果也与描述的统计分析是一致的。变量参合组的估计系数显著为负，这在一定程度上体现了农民参合行为的逆向选择，即劳动供给较少的更倾向于加入新农合；变量考察期的估计系数同样显著为负，说明与基准期1997—2000年相比，农民在2006年的农业劳动时间有所减少。从其他控制变量来看，个人年龄显著负向影响农业劳动时间，但影响效应比较小；受教育水平越高的个人，其从事农业劳动的时间越少，这可能是因为教育水平提高了个人发现非农市场机会的能力，因此减少了其农业劳动供给，进而作出非农劳动参与的决策（都阳，1999）；女性从事农业劳动时间显著更高，反映了农业劳动力女性化现状；婚姻状况、自评健康及严重疾病对农业劳动供给影响不显著；家庭小孩数量显著降低了个人的农业劳动时间，这可能是由于成人将时间更多地分配在照顾小孩上，相应地减少了农业劳动时间；家庭耕地面积与农业劳动时间有显著正向关系，这与理论预期是一致的。

4.3.2　非农劳动

从估计结果来看，新农合政策显著正向影响农村居民的非农劳动参与概率，即新农合政策实施后，参合组个人的非农劳动参与概率较非参合组增加了9.4%。变量参合组的估计系数都显著为负，说明参合组的非农劳动参与概率低于非参合组；变量考察期的系数同样显著为负，意味着在不考虑参合组和非参合组存在差异的情况下，非农劳动参与随时间增加总体呈现下降趋势。就其他控制变量而言，年龄显著负向影响非农劳动参与，但影响效应仍然比较小；受教育水平对非农劳动参与概率有显著正向影响作用，体现了人力资本对农民非农就业的重要性，该结果与都阳（1999）的研究结论是一致的；女性参与非农工作的概率显著低于男性，处于已婚或丧偶状态的个人其非农劳动概率相对更高；而自评健康水平越低，相应的非农劳动参与可能性则越小，但严重疾病对非农劳动却没有显著影响；家庭小孩数量同样不显著影响非农劳动参与，而耕地面积则显著降低了家庭成员参与非农就业的概率。

4.3.3　劳动力退出

估计结果显示，新农合政策显著减小了农村居民劳动力退出的概率，即参合组居民在新农合政策实施后其劳动力退出的概率较非参合组低了 6.2%，这进一步验证了新农合有助于促进劳动供给，减少个人劳动力退出的情况。变量参合组的估计系数不显著，说明参合组、非参合组的劳动力退出概率没有呈现出较大差异性；变量考察期的系数显著为正，表明与基期相比，参合组和非参合组农民在考察期内的劳动力退出概率均有所增加。关于其他控制变量，随着个人年龄增加，其不参加工作的概率也越高；受教育水平显著增加了劳动力退出的概率，这与预期不太一致，一种可能的解释是拥有较高学历的群体可能处于正在寻找工作的状态或暂时性失业状态；女性、处于在婚或丧偶、健康一般或较差、患有严重疾病的农村居民，他们不参加工作的可能性更大；家庭小孩数量同样增加了成年人劳动力退出的概率，但只在 10% 的统计水平上显著；家庭耕地面积则显著减小了个人劳动力退出的倾向。

4.3.4　因病不能工作时间

结果表明，交叉项"参合组×考察期"的估计系数为 - 0.125，且在 5% 的统计水平上显著，说明新农合政策显著降低了农村居民因生病而不能工作的时间。该结果在一定程度上揭示了新农合医疗保险对改善农民劳动力供给状况的作用机制，即农村居民通过加入新农合获得了基本医疗保障，从而提高自身健康水平，减少疾病对劳动供给的负面冲击，因此提高了劳动效率并促进劳动供给增加。从其他控制变量来看，因病导致工作时间的损失与个人身体健康状况有着很强烈的直接联系。例如，与健康较好者相比，健康状况为一般或差的，其因患病不能正常工作的平均周数分别高出 0.084 周和 1.092 周；而严重疾病也显著增加了因病所致的工作时间损失，比非严重疾病群体平均增加了 2.856 周。相比之下，其他大多数控制变量对因病不能工作的影响基本上不显著。

4.4　稳健性检验

通过倍差法估计验证了新农合的实施对农村劳动力供给状况具有显著的改

善效果，为了检验该实证分析结果的合理性，将对模型可能存在的内生性和样本选择问题进行分析，并采用工具变量、面板固定效应以及两部分模型等多种方法对这些问题加以克服，以便对倍差法估计进行更为系统的稳健性检验。

首先，是新农合的内生性问题，由于农民个体的某些不可观测特征（如性格、风险态度等），这些特征往往同时影响农民的新农合参加行为和他们的劳动供给决策，因而导致新农合与模型误差项具有相关性，造成估计结果有偏误。为校正模型可能存在的内生性问题，将采用工具变量方法对新农合的劳动供给效应进行再次估计，以检验倍差法估计结果的稳健性。根据以往的研究经验，使用的工具变量为受访者本人所在县当年是否实施了新农合，即县里如果一个村有新农合项目，则认为该县实施了新农合。由于政策规定，新农合通过县级层面统筹实施，县里居住的农村居民能否参加新农合取决于该县是否引入新农合医疗保险项目，因此县级新农合的实施情况与农户是否参合二者之间存在高度相关性（彭晓博，秦雪征，2015）。工具变量模型的第一阶段回归结果显示，县级新农合实施情况均显著影响农户是否参与新农合，而且所有回归的F值远远超过斯托克等（Stock et al., 2002）所推荐的阈值水平，表明工具变量的相关强度较高。另外，对于农民个人来说，县级新农合实施情况不直接影响他们的劳动供给决策，因而对农民的劳动供给来说是外生的。进一步对工具变量是否具有外生、有效性进行间接检验，通过利用第二阶段回归方程的残差项对工具变量进行回归，得到工具变量对回归残差项的影响估计系数（Wooldridge，2012；彭晓博，秦雪征，2015）。结果显示工具变量的系数估计结果均未通过10%的显著性检验，工具变量与回归残差之间没有显著的统计相关性，说明县级层面是否实施新农合是一个有效的外生变量。从表4-6的工具变量估计结果来看，新农合对农业劳动时间的影响与倍差法估计相比有所减小，且显著性水平也有所降低，说明原模型存在一定内生性，影响结果有被高估的可能，使用工具变量后内生性问题得到缓解。而其他影响结果均在统计上通过了显著性检验，估计系数也与倍差法估计结果比较一致。为了控制个体不可观测异质性的影响，还采用面板固定效应进行估计，表4-6结果显示，新农合对农业劳动时间的影响进一步变小，说明原模型中新农合对农业劳动供给的影响效应有一部分来自个体的不可观测因素，而在控制个体异质性后，该部分影响效应被消除。从其他影响结果来看，影响作用均显著且估计结果也与倍差法估计大致相同。

其次，是样本选择问题，即样本中有较大比例观测对象的农业劳动时间或因病不能工作时间为零。被解释变量大量取零会破坏随机误差项的正态性假设，导致估计可能有偏误，而两部分模型不依赖同方差和正态性假设，估计结果将更加稳健（Duan et al.，1983；程令国，张晔，2012），因此本书选择了两部分模型进行估计。表4-6两部分模型的第二阶段估计结果反映了，样本选择校正后新农合对农业劳动时间和因病不能工作时间的影响，结果显示估计系数符号和显著程度与倍差法估计结果相比均未发生太大变化，说明样本选择问题对倍差法估计结果影响不明显。其原因可能是，虽然干预组和对照组都同时受到样本选择问题的干扰，但由于两组个体特征随时间变化的趋势基本保持一致，样本选择的影响通过倍差法的二次差分而被消除，因此未对新农合的影响效果产生较大偏误。

总体而言，大部分稳健性检验结果与表4-5的倍差法估计大致接近，因而倍差法模型的估计结果是稳健的。

表4-6 稳健性检验结果

解释变量	工具变量估计			
	农业劳动时间	非农劳动	劳动力退出	因病不能工作
新农合	0.163 * (0.094)	0.080 *** (0.023)	-0.086 *** (0.024)	-0.130 ** (0.066)
控制变量	是	是	是	是
样本观测个数	5002	7681	7681	7681
R^2	0.085	0.181	0.249	0.191
面板固定效应估计				
参合组×考察期	0.124 * (0.071)	0.099 *** (0.016)	-0.064 *** (0.018)	-0.126 ** (0.054)
参合组	—	—	—	—
	—	—	—	—
考察期	-0.718 (0.898)	-0.047 (0.182)	-0.222 (0.204)	0.497 (0.456)
控制变量	是	是	是	是
样本观测个数	5064	7956	7956	7956
R^2	0.101	0.033	0.126	0.182

续表

解释变量	两部分模型估计			
	农业劳动时间		因病不能工作	
	第一阶段	第二阶段	第一阶段	第二阶段
参合组×考察期	-0.037 (0.085)	0.187 ** (0.074)	0.139 * (0.075)	-0.155 ** (0.069)
参合组	0.508 *** (0.055)	-0.216 *** (0.034)	0.046 (0.051)	0.009 (0.032)
考察期	-0.257 *** (0.056)	-0.517 *** (0.059)	-0.367 *** (0.057)	0.156 *** (0.051)
控制变量	是	是	是	是
样本观测个数	6799	5064	7956	6443
Wald chi(2)/F 统计值	1435.300	29.200	1319.100	9.640

注：* 表示 10% 的统计显著性、** 表示 5% 的统计显著性、*** 表示 1% 的统计显著性；括号内估计结果为稳健标准误；限于篇幅，模型略去了常数项和以下控制变量：年龄、受教育程度、性别、婚姻状况、自评健康水平、严重疾病状况、家庭小孩数量、家庭耕地面积、省份及年份虚拟，其他变量估计结果见附表 3、附表 4 和附表 5。

4.5　本 章 小 结

通过本章研究可以看出，新农合医疗保险对农村居民的农业劳动供给时间有显著的正向影响作用。然而，从图 4-1 关于农业劳动时间在新农合政策实施前后的变化趋势来看，新农合并没有从绝对水平上增加农民的农业劳动时间；相反，新农合实施后，参合者农民的农业劳动供给仍然有所减少，只是减少幅度较非参合者而言相对更小，这表明新农合对农民农业劳动供给减少具有缓解作用。其原因可能有以下两个方面：一是新农合的"健康效应"保障了农民的自身健康，在一定程度上保证了农民在农业生产活动中的劳动效率（许庆，刘进，2015）；二是由于新农合受益水平在地域上有所限制（如就医、报销过程等），其所产生的"枷锁效应"减少了农村劳动力外流，及其"拉回效应"也使得部分农民工选择返乡工作（秦雪征，郑直，2011）。因此，参合农民在农业劳动上投入的时间也相应较多。

在之前的研究文献里，有学者对台湾地区的农民健康保险项目（farmer's health insurance programme，FHI）关于非农劳动参与的影响效应进行了分析

（Chang et al.，2014）。结果表明，由于公共医疗保险具有部分转移支付的性质，其健康福利待遇降低了农民劳动供给的激励性，因此非农就业倾向有所下降。然而，本书的研究结果并未发现新农合对非农劳动有负面效应；相反该政策有利于促进农村居民非农就业概率。其中一个重要的原因在于两种医疗保险项目在参与资格条件方面有所不同。FHI 医疗保险要求农村居民必须满足以下几个主要条件，所在家庭至少有 1.5 亩的耕作土地；每年至少保证有 90 天以上的农业生产活动；不得从事有关非农业类型的全职雇佣工作（Chang et al.，2014）。由于上述条件的限制，FHI 使得参保人群的非农就业概率大大降低。对新农合来说，政策规定仅要求参合者具有农业户口身份，而并无其他资格条件限制。从本质上来看，新农合就与个人农业劳动基本脱钩，使得参合者能够根据工作需求较为自由的进入非农市场就业。另外一个原因是，新农合的健康效应使得广大农村居民参与医疗保险后因健康提高而增加了非农就业倾向。具体来说，在新农合实施前绝大多数农村居民处于未被医疗保险所覆盖，其基本医疗服务利用得不到相应保障，健康状况十分严重。这种前置健康条件（pre-conditions）使得未参保群体在接受一种新医疗保险时，由于医疗服务可及性的增加，健康水平会得到明显改善，因而劳动供给及效率将显著提高（Boyle & Lahey，2010）。

第5章

新农合对不同群体劳动
供给的影响分析

通过第 4 章节的分析结果可以看出，新农合总体上对农民劳动力供给状况有明显改善作用，促进了农业劳动供给和非农劳动参与，并显著减少了参合农民劳动力退出概率和因病不能工作的时间损失。然而，由于农民个体特征和家庭经济的异质性，新农合对农民劳动供给的影响效应可能因农民的性别、年龄、身体健康状况以及家庭收入水平的不同而存在差异。为此，接下来分别就以上不同特征的农民群体，分别考察新农合对他们劳动供给的影响效应，并重点分析新农合对农村女性、中老年人、健康较差以及低收入农民劳动供给的影响，以期为完善新农合对这些农村弱势群体的健康与劳动保障提供政策借鉴。

本章的分析内容安排如下：首先，对总样本按性别分组，分别考察新农合对男性和女性农民劳动供给的影响效应；其次，对总样本按年龄分组，分别考察新农合对 50 岁以下农民和 50 岁及以上中老年人劳动供给的影响；然后，对总样本按身体健康状况分组，分别考察新农合对健康较差和健康较好农民劳动供给的影响；最后，对总样本按家庭收入分组，分别考察新农合对低收入组和高收入组农民劳动供给的影响。

5.1　新农合对劳动供给影响的性别差异

5.1.1　研究假说

由于男性与女性农民的家庭和社会分工的不同，可能会造成他们在劳动供给决策方面会有所差异。一方面，男性在工作参与、收入获取能力方面的比较优势，决定了男性主要以市场工作为导向，在劳动力市场上也会付出更多的时间和精力（郑加梅，卿石松，2014）；另一方面，女性所具有的生理特征以及社会习惯、规范和信仰等传统使她们更加偏好于抚养孩子、赡养老人等家庭生产的工作任务（周春芳，2012），因而女性参与市场工作的可能性和时间与男性相比会相对更少。因此，对于同样参加新农合的男性和女性农民来说，他们的劳动供给行为应该会存在较大差异。基于此，提出以下假说：

假说 1：新农合对农民劳动供给的影响存在性别差异。

5.1.2　男性农民的劳动供给情况

表 5 - 1 列出了男性农民劳动供给的统计描述，其中第一列是按照倍差法公式（4.1）计算出的新农合对农民劳动供给的影响净效应，后四列则分别给出了参合组与非参合组男性农民劳动供给在新农合实施前（基准期1997—2000 年）和实施后的（考察期 2006 年）平均变化结果。从农业劳动时间来看，参合组男性农民的全年平均劳动小时数在新农合实施前为1033.5 小时，而在新农合实施后的 2006 年为 914 小时，减少了 119.5 小时。相比之下，非参合组男性农民的农业劳动时间从新农合实施前的 1244.6 小时减少到政策实施后的 966.4 小时，平均减少了 278.2 小时，比参合组农民多减少了 158.7 小时。因此从新农合的影响净效应来看，新农合对参合男性农民农业劳动供给时间有正向效应，帮助他们改善了自身的农业劳动状况。在非农劳动参与方面，参合组男性居民的非农劳动参与比例在新农合实施前后相差不大，而非参合组的非农劳动参与比例下降趋势比较明显，从新农合实施前的 33.1% 下降至实施后 2006 年的 20.6%，非农劳动参与比例减少了12.5%。与新农合实施前相比，参合组与非参合组男性农民的劳动力退出比例和因病不能工作时间在新农合实施后均有所增加，但参合组增加幅度要小于非参合组，说明新农合对参合男性农民劳动力退出和因病不能工作时间损失有一定缓解作用。

表 5 – 1   男性农民的劳动供给情况

劳动供给结果	ATT$_{DD}$	参合组		非参合组	
		基准期 1997—2000 年	考察期 2006 年	基准期 1997—2000 年	考察期 2006 年
农业劳动时间（小时）	158. 700	1033. 500	914	1244. 600	966. 400
农业劳动时间的对数	0. 306	6. 531	6. 367	6. 699	6. 229
非农劳动参与（％）	0. 140	0. 262	0. 277	0. 331	0. 206
劳动力退出（％）	− 0. 091	0. 091	0. 164	0. 101	0. 265
因病不能工作时间（周）	− 0. 076	0. 132	0. 207	0. 095	0. 246
样本观测个数	—	1034	517	1552	776

5.1.3　新农合对男性农民劳动供给的影响

表 5 – 2 给出了新农合对男性农民劳动供给的倍差法模型估计结果。从新农合对农业劳动时间的影响来看，交互项"参合组×考察期"的系数估计值为正，且在 1% 的统计水平上显著，说明新农合对男性农民的农业劳动时间供给有显著正向影响作用。另外，结果还显示新农合对男性非农劳动参与和劳动力退出概率均有显著影响作用。具体而言，与非参合组农民相比，新农合政策的实施使得男性参合农民的非农劳动参与概率增加了 12.6%，劳动力退出概率则下降了 10.5%。对于其他控制变量，年龄变量的系数估计值都比较接近于 0，说明年龄对男性农民劳动供给的影响程度较小；受教育水平在高中及以上的男性农民其农业劳动时间更少，而非农劳动参与可能性更大，这与总体样本的估计结果是一致的；健康状况较差、患有严重疾病的男性农民更容易退出劳动力市场，而因病不能工作时间则相对更长；家庭耕地规模越大，男性农民的农业劳动时间也越多，非农参与和劳动力退出的可能性也相应越低，这与基本事实情况相吻合。

表 5 – 2   新农合对男性农民劳动供给的影响估计

解释变量	农业劳动时间	非农劳动	劳动力退出	因病不能工作
参合组×考察期	0. 300 *** (0. 113)	0. 126 *** (0. 027)	− 0. 105 *** (0. 023)	− 0. 082 (0. 073)
参合组	− 0. 217 *** (0. 052)	− 0. 056 *** (0. 017)	0. 012 (0. 012)	0. 046 (0. 036)

续表

解释变量	农业劳动时间	非农劳动	劳动力退出	因病不能工作
考察期	- 0.560 *** (0.094)	- 0.070 *** (0.020)	0.096 *** (0.018)	0.122 ** (0.054)
年龄	0.003 (0.003)	- 0.008 *** (0.001)	0.008 *** (0.001)	- 0.001 (0.002)
小学	- 0.035 (0.060)	0.051 *** (0.017)	0.003 (0.016)	- 0.085 * (0.047)
初中	- 0.039 (0.064)	0.066 *** (0.019)	0.022 (0.015)	- 0.082 * (0.045)
高中及以上	- 0.212 ** (0.088)	0.222 *** (0.025)	0.023 (0.018)	- 0.067 (0.048)
在婚	0.038 (0.102)	0.192 *** (0.018)	0.067 *** (0.017)	0.130 *** (0.041)
丧偶	0.122 (0.138)	0.128 *** (0.030)	0.177 *** (0.035)	0.154 (0.108)
健康一般	0.062 (0.052)	- 0.034 ** (0.016)	0.053 *** (0.013)	0.070 ** (0.031)
健康差	0.002 (0.119)	- 0.038 (0.029)	0.151 *** (0.033)	1.123 *** (0.204)
严重疾病	- 0.212 (0.182)	- 0.080 (0.048)	0.158 ** (0.065)	3.735 *** (0.678)
小孩数量	- 0.103 * (0.055)	0.008 (0.014)	0.011 (0.011)	- 0.065 ** (0.026)
耕地面积	0.239 *** (0.034)	- 0.117 *** (0.008)	- 0.071 *** (0.006)	- 0.030 * (0.016)
常数项	5.975 *** (0.219)	0.669 *** (0.052)	- 0.217 *** (0.042)	0.050 (0.106)
省份和年份虚拟	是	是	是	是
样本观测个数	2345	3879	3879	3879
R^2	0.099	0.208	0.202	0.252

注：* 表示10%的统计显著性、** 表示5%的统计显著性、*** 表示1%的统计显著性；括号内估计结果为稳健标准误。

5.1.4 女性农民的劳动供给情况

表 5 - 3 列出了新农合实施前后参合组与非参合组女性农民劳动供给的统计描述。从农业劳动时间来看，参合组女性农民的全年平均劳动小时数在新农合实施前为 1260.8 小时，而在新农合实施后的 2006 年为 925.8 小时，减少了 335 小时。非参合组女性农民的农业劳动时间从新农合实施前的 1449.1 小时减少到政策实施后的 1044.5 小时，平均减少了 404.6 小时，比参合组农民多减少了 69.6 小时。在非农劳动参与方面，参合组女性居民的非农劳动参与比例从新农合实施前的 9.6% 增加到实施后的 12.5%，非农劳动参与比例增加了 2.9%。而非参合组的女性非农劳动参与比例从新农合实施前的 17.2% 下降至政策实施后的 12.6%，非农劳动参与比例减少了 4.6%，因而新农合对参合女性非农劳动的影响净效应为增加了 7.5%。与新农合实施前的基准期相比，参合组和非参合组女性农民的劳动力退出比例在新农合实施后均有所上升，分别上升了 20.5% 和 19.6%，变化幅度比较接近，因此新农合对女性劳动力退出的影响净效应相对较小。对于因病不能工作时间，参合组和非参合组均呈现出增加趋势，但参合组增加幅度要小于非参合组，因而新农合对女性因病不能工作时间的影响净效应为负。当然，以上结果只是初步反映了女性农民劳动供给的平均变化，新农合对劳动供给的平均影响效应还需控制其他潜在因素的影响。

表 5 - 3　　　　　　　　　　　女性农民的劳动供给情况

劳动供给结果	ATT_{DD}	参合组		非参合组	
		基准期 1997—2000 年	考察期 2006 年	基准期 1997—2000 年	考察期 2006 年
农业劳动时间（小时）	69.600	1260.800	925.800	1449.100	1044.500
农业劳动时间的对数	0.087	6.792	6.331	6.941	6.393
非农劳动参与（%）	0.075	0.096	0.125	0.172	0.126
劳动力退出（%）	0.009	0.181	0.386	0.216	0.412
因病不能工作时间（周）	-0.034	0.136	0.262	0.133	0.293
样本观测个数	—	1068	534	1650	825

5.1.5　新农合对女性农民劳动供给的影响

表 5 - 4 列出了新农合对女性农民劳动供给影响的估计结果。结果显示，新农合对女性农业劳动时间和劳动力退出的影响均不显著。虽然新农合显著增加了女性的非农劳动参与概率，但与男性农民相比，新农合对女性非农劳动参与的影响相对较小，增加幅度比男性低了 5.9%。总体来看，新农合对农民劳动供给的影响存在性别差异，新农合显著增加了男性农民的农业劳动供给时间和劳动退出概率，而对女性农业劳动时间和劳动力退出的影响均不显著；新农合对男性非农劳动参与的影响效应也要强于对女性农民的影响。其原因可能由于"男主外、女主内"农村家庭劳动分工模式，使得男性农民将更多的时间和精力分配在家庭外的劳动工作上，而女性主要以负责家庭内部家务劳动居多（如照料孩子和老人、洗衣做饭等）。因此，在这种家庭劳动分工模式背景下，男性参合农民会更倾向参与到市场工作，而女性参合者则更有可能选择家务劳动或者闲暇消费，因而参与市场工作的时间和概率相对更低。

表 5 - 4　　　　　　　　新农合对女性农民劳动供给的影响估计

解释变量	农业劳动时间	非农劳动	劳动力退出	因病不能工作
参合组 × 考察期	0.083 (0.094)	0.067 *** (0.021)	- 0.019 (0.027)	- 0.147 * (0.081)
参合组	- 0.209 *** (0.045)	- 0.052 *** (0.013)	- 0.014 (0.015)	- 0.016 (0.040)
考察期	- 0.481 *** (0.074)	- 0.026 (0.016)	0.109 *** (0.020)	0.083 (0.055)
年龄	- 0.014 *** (0.002)	- 0.003 *** (0.001)	0.012 *** (0.001)	0.003 (0.002)
小学	- 0.072 (0.049)	0.025 * (0.013)	0.046 *** (0.017)	0.003 (0.046)
初中	- 0.291 *** (0.065)	0.128 *** (0.018)	0.071 *** (0.019)	0.029 (0.047)

续表

解释变量	农业劳动时间	非农劳动	劳动力退出	因病不能工作
高中及以上	-0.105 (0.092)	0.199 *** (0.032)	0.127 *** (0.028)	0.018 (0.078)
在婚	0.127 (0.128)	0.063 *** (0.017)	0.186 *** (0.024)	0.018 (0.064)
丧偶	-0.036 (0.146)	0.078 *** (0.021)	0.302 *** (0.031)	0.070 (0.093)
健康一般	0.019 (0.044)	-0.014 (0.012)	0.029 ** (0.014)	0.092 *** (0.032)
健康差	0.135 ** (0.068)	-0.056 *** (0.016)	0.032 (0.026)	1.074 *** (0.168)
严重疾病	0.061 (0.147)	0.021 (0.043)	0.093 (0.057)	2.173 *** (0.515)
小孩数量	-0.051 (0.040)	0.002 (0.010)	0.017 (0.014)	0.051 (0.048)
耕地面积	0.238 *** (0.028)	-0.076 *** (0.006)	-0.103 *** (0.007)	0.010 (0.020)
常数项	6.663 *** (0.210)	0.330 *** (0.041)	-0.232 *** (0.053)	-0.098 (0.152)
省份和年份虚拟	是	是	是	是
样本观测个数	2719	4077	4077	4077
R^2	0.164	0.128	0.261	0.148

注：* 表示10%的统计显著性、** 表示5%的统计显著性、*** 表示1%的统计显著性；括号内估计结果为稳健标准误。

5.2 新农合对劳动供给影响的年龄差异

5.2.1 研究假说

格罗斯曼（1972）健康需求理论认为，个人的健康资本存量会随着年龄增长而折旧（Grossman，1972）。与年龄较小者相比，年龄较大的中老年人在身体健康及疾病承受能力方面相对较差，因而他们对医疗服务需求程度会比年轻人更多，因此医疗保险对中老年人劳动力保障作用也更为重要。就我国农村劳动力而言，由于大量年轻农村劳动力向城市转移，留守在农村从事农业生产活动的大多以中老年农民为主，因而他们的身体素质一般较弱，往往更容易受到疾病困扰进而导致劳动生产效率下降，因此健康状况与劳动供给之间的关系对农村中老年人来说更强。在同样参加新农合医疗保险的情况下，较年轻农民和中老年农民的劳动力供给改善结果可能会有所不同。为此，提出以下假说：

假说 2：新农合对农民劳动供给的影响存在年龄差异，新农合对农村中老年人劳动供给的影响效应会更强。

5.2.2　50 岁以下农民的劳动供给情况

为了检验假说 2，样本按年龄进行分组，将 50 岁以下的人归为"较年轻组"，50 岁及以上的人归为"中老年组"，分别对两组群体的劳动供给状况进行考察。从 50 岁以下农民的劳动供给情况来看（见表 5 - 5），参合组农民的全年平均劳动小时数在新农合实施前为 1207.6 小时，而在新农合实施后的 2006 年为 946.7 小时，减少了 260.9 小时。非参合组农民的农业劳动时间从新农合实施前的 1374.7 小时减少到政策实施后的 1132.9 小时，平均减少了 241.8 小时。综合来看，50 岁以下参合组与非参合组农民农业劳动时间的减小幅度比较接近，因而新农合对 50 岁以下农民农业劳动供给的影响净效应相对较小。在非农劳动参与方面，参合组农民的非农劳动参与比例从新农合实施前的 23.6% 增加到实施后的 30.7%，非农劳动参与比例增加了 7.1%。而非参合组农民的非农劳动参与比例从新农合实施前的 32.3% 下降至政策实施后的 25.2%，非农劳动参与比例减少了 7.1%，因此新农合对 50 岁以下参合农民非农劳动参与的影响净效应为增加了 14.2%。从劳动力退出情况来看，参合组农民的劳动力退出比例在新农合实施前的基准期为 9.0%，而在新农合实施后的 2006 年为 12.1% 小时，增加了 3.1%。非参合组农民的劳动力退出比例从新农合实施前的 8.6% 增加到政策实施后的 18.4%，增加了 9.8%。与参合组农民相比，非参合组农民的劳动力退出比例多增加了 6.7%，而参合组农民的劳动力退出比例增加幅度则相对较低。

表 5 – 5   50 岁以下农民的劳动供给情况

劳动供给结果	ATT_{DD}	参合组		非参合组	
		基准期 1997—2000 年	考察期 2006 年	基准期 1997—2000 年	考察期 2006 年
农业劳动时间（小时）	– 19.100	1207.600	946.700	1374.700	1132.900
农业劳动时间的对数	0.066	6.707	6.300	6.838	6.365
非农劳动参与（%）	0.142	0.236	0.307	0.323	0.252
劳动力退出（%）	– 0.067	0.090	0.121	0.086	0.184
因病不能工作时间（周）	0.028	0.073	0.152	0.078	0.129
样本观测个数	—	1206	348	1730	456

5.2.3　新农合对 50 岁以下农民劳动供给的影响

表 5 – 6 列出了新农合对 50 岁以下农民劳动供给的倍差法模型估计结果。从结果来看，新农合对 50 岁以下农民农业劳动时间供给影响不显著。通过表 5 – 5 的统计描述结果可知，这是因为参合组和非参合组农业劳动时间在研究样本时期内的变化幅度比较接近，因而新农合的最终影响净效应相对较小，对农业劳动供给没有产生明显的影响作用。由于总体样本估计已显示出新农合对农业劳动时间具有显著正向影响作用，因此该影响效应很可能大部分来自新农合对 50 岁及以上中老年农民农业劳动供给的影响作用。为此，接下来将对农村中老年人的农业劳动时间进行分析，以确定新农合对农业劳动供给的影响是否主要体现在农村中老年人这一群体。另外，估计结果还显示新农合对 50 岁以下农民非农劳动参与和劳动力退出概率均有显著影响作用。具体来说，与非参合组农民相比，新农合政策的实施使得 50 岁以下参合农民的非农劳动参与概率增加了 13.4%，劳动力退出概率则下降了 7.3%。从其他控制变量来看，受教育程度越高的 50 岁以下农民其农业劳动时间越低，而非农劳动参与概率则随之增加；与男性相比，50 岁以下女性农民的农业劳动时间显著更多，而参与非农劳动的可能性则相对较低；健康较差、严重疾病变量显著增加了农民的因病不能工作时间，说明较差的身体健康或疾病冲击会降低 50 岁以下农民的工作效率；家庭小孩数量越多，个人的农业劳动时间越少；而家庭拥有耕地面积越多，个人农业劳动时间相应越多，而非农劳动参与的可能性则相对较低。

表 5 – 6　　　　　　　　　新农合对 50 岁以下农民劳动供给的影响估计

解释变量	农业劳动时间	非农劳动	劳动力退出	因病不能工作
参合组 × 考察期	0. 093 (0. 139)	0. 134 *** (0. 032)	– 0. 073 *** (0. 026)	– 0. 005 (0. 070)
参合组	– 0. 227 *** (0. 046)	– 0. 059 *** (0. 016)	0. 006 (0. 011)	– 0. 024 (0. 025)
考察期	– 0. 583 *** (0. 113)	– 0. 099 *** (0. 024)	0. 101 *** (0. 020)	0. 049 (0. 048)
年龄	0. 001 (0. 004)	0. 000 (0. 001)	0. 002 * (0. 001)	– 0. 002 (0. 002)
小学	– 0. 059 (0. 055)	0. 035 ** (0. 018)	0. 000 (0. 015)	– 0. 045 (0. 035)
初中	– 0. 163 *** (0. 059)	0. 121 *** (0. 019)	0. 019 (0. 014)	– 0. 031 (0. 031)
高中及以上	– 0. 123 * (0. 073)	0. 202 *** (0. 024)	0. 032 * (0. 018)	– 0. 029 (0. 038)
女性	0. 258 *** (0. 046)	– 0. 154 *** (0. 015)	0. 092 *** (0. 010)	– 0. 006 (0. 019)
在婚	0. 199 * (0. 118)	0. 174 *** (0. 022)	0. 046 *** (0. 017)	0. 060 *** (0. 019)
丧偶	0. 204 (0. 215)	0. 074 (0. 058)	0. 033 (0. 041)	– 0. 020 (0. 023)
健康一般	0. 011 (0. 053)	– 0. 022 (0. 017)	0. 011 (0. 013)	0. 158 *** (0. 033)
健康差	0. 098 (0. 096)	– 0. 051 (0. 035)	0. 021 (0. 030)	0. 751 *** (0. 199)
严重疾病	– 0. 041 (0. 254)	– 0. 043 (0. 078)	0. 068 (0. 081)	2. 768 *** (0. 909)
小孩数量	– 0. 187 *** (0. 054)	0. 015 (0. 018)	0. 006 (0. 010)	0. 000 (0. 028)

续表

解释变量	农业劳动时间	非农劳动	劳动力退出	因病不能工作
耕地面积	0.202 *** (0.033)	−0.132 *** (0.008)	−0.043 *** (0.006)	−0.012 (0.014)
常数项	5.973 *** (0.246)	0.401 *** (0.072)	0.030 (0.053)	0.142 (0.102)
省份和年份虚拟	是	是	是	是
样本观测个数	2528	3740	3740	3740
R^2	0.133	0.200	0.107	0.156

注：＊表示10%的统计显著性、＊＊表示5%的统计显著性、＊＊＊表示1%的统计显著性；括号内估计结果为稳健标准误。

5.2.4 50岁及以上中老年农民的劳动供给情况

表5−7列出了新农合实施前后参合组与非参合组50岁及以上中老年人的劳动供给统计描述。从农业劳动时间来看，参合组50岁及以上中老年农民的全年平均劳动小时数在新农合实施前为1084.7小时，而政策实施后下降至906.1小时，农业劳动时间减少了178.6小时。对于非参合组的中老年农民来说，农业劳动时间从新农合实施前的1322.9小时减少到政策实施后的965.4小时，平均减少了357.5小时，比参合组农民多减少了178.9小时，因而新农合对50岁及以上中老年农民农业劳动供给具有正向影响净效应。在非农劳动参与方面，参合组农民的非农劳动参与比例从新农合实施前的9.9%增加到实施后的14.7%，非农劳动参与比例增加了4.8%。而非参合组农民的非农劳动参与比例从新农合实施前的16.2%下降至政策实施后的13%，非农劳动参与比例减少了3.2%，因此新农合对农村中老年参合农民非农劳动参与的影响净效应为增加了8%。从劳动力退出比例情况来看，由于参合组和非参合组中老年人的平均变化幅度比较接近，因此新农合对中老年人劳动力退出的最终影响净效应仅增加了0.1%。就因病不能工作时间而言，虽然参合组和非参合组中老年人因病不能工作时间在新农合实施后均有所增加，但参合组的增加幅度较非参合组而言更小，因而新农合的影响净效应为负，说明新农合对50岁及以上中老年农民因病所致劳动时间减少有一定缓解作用。

表 5－7		50 岁及以上中老年农民的劳动供给情况			
劳动供给结果	ATT$_{DD}$	参合组		非参合组	
		基准期 1997—2000 年	考察期 2006 年	基准期 1997—2000 年	考察期 2006 年
农业劳动时间（小时）	178.900	1084.700	906.100	1322.900	965.400
农业劳动时间的对数	0.256	6.624	6.373	6.810	6.303
非农劳动参与（%）	0.080	0.099	0.147	0.162	0.130
劳动力退出（%）	0.001	0.199	0.354	0.249	0.403
因病不能工作时间（周）	−0.111	0.217	0.276	0.157	0.327
样本观测个数	—	896	703	1472	1145

5.2.5　新农合对 50 岁及以上中老年农民劳动供给的影响

表 5－8 列出了新农合对 50 岁及以上中老年农民劳动供给影响的估计结果。从农业劳动时间来看，交互项"参合组 × 考察期"的系数估计值为正，且在 1% 的统计水平上显著，说明新农合对 50 岁及以上中老年农民的农业劳动时间供给有显著正向影响作用。通过与表 5－6 结果比较可以看出，新农合对农业劳动时间的影响存在年龄差异，即新农合对 50 岁以下农民农业劳动供给影响不显著，而显著增加了 50 岁及以上中老年农民的农业劳动时间。新农合对因病不能工作时间的影响也反映出这种年龄差异，即新农合对 50 岁以下农民因病不能工作时间影响不显著，而显著减少了中老年农民因疾病所致的工作时间损失。以上结果可以从理论上得到一定的解释，即随着工业化、城镇化的推进，大量年轻农村劳动力流出，留在农村种地的大多以中老年农民为主，健康医疗成为他们能够持续从事农业生产生活的重要保障。而且，由于农村中年人群体更容易遭受疾病风险冲击，因而对医疗保健服务的需求往往比年轻人更多。在此情形下，新农合医疗保险的拓展更有利于增加中老年人对医疗服务资源的使用（如事前体检、初级保健服务，以及事后诊断、住院治疗等），从而减小其患病概率，促进其身体健康迅速恢复，因此新农合对农村中老年人所产生的健康促进农业劳动供给效应会明显高于较年轻群体。新农合同样对农村中老年人非农劳动参与概率有显著正向影响作用，但与 50 岁以下农民相比，该影响作用相对较小。可能的原因是，参与非农工作的农村劳动力大多以年轻群体为主，而农村中老年人主要以从事家庭农业生产活动为主，因而新农合对非农劳动参与的影响作用也因这种年龄与职业选择的关系而在年龄上有所差异。

表5-8   新农合对 50 岁及以上农民劳动供给的影响估计

解释变量	农业劳动时间	非农劳动	劳动力退出	因病不能工作
参合组 × 考察期	0. 247 *** (0. 090)	0. 069 *** (0. 020)	− 0. 035 (0. 025)	− 0. 200 ** (0. 079)
参合组	− 0. 209 *** (0. 052)	− 0. 044 *** (0. 013)	− 0. 025 (0. 016)	0. 057 (0. 049)
考察期	− 0. 487 *** (0. 071)	− 0. 025 (0. 015)	0. 112 *** (0. 019)	0. 143 *** (0. 054)
年龄	− 0. 016 *** (0. 003)	− 0. 006 *** (0. 001)	0. 015 *** (0. 001)	0. 003 (0. 003)
小学	− 0. 064 (0. 054)	0. 042 *** (0. 014)	0. 052 *** (0. 017)	− 0. 031 (0. 052)
初中	− 0. 100 (0. 074)	0. 046 ** (0. 018)	0. 058 *** (0. 019)	− 0. 022 (0. 059)
高中及以上	− 0. 434 *** (0. 155)	0. 301 *** (0. 038)	0. 087 *** (0. 032)	− 0. 045 (0. 091)
女性	0. 073 (0. 045)	− 0. 079 *** (0. 011)	0. 143 *** (0. 013)	− 0. 028 (0. 044)
在婚	− 0. 077 (0. 104)	0. 090 *** (0. 012)	0. 198 *** (0. 021)	0. 107 * (0. 065)
丧偶	− 0. 150 (0. 120)	0. 115 *** (0. 017)	0. 294 *** (0. 027)	0. 140 (0. 086)
健康一般	0. 059 (0. 045)	− 0. 018 (0. 011)	0. 052 *** (0. 013)	0. 046 (0. 030)
健康差	0. 101 (0. 080)	− 0. 044 *** (0. 016)	0. 097 *** (0. 025)	1. 196 *** (0. 162)
严重疾病	− 0. 087 (0. 136)	− 0. 016 (0. 033)	0. 138 *** (0. 049)	2. 863 *** (0. 470)
小孩数量	− 0. 044 (0. 044)	0. 003 (0. 010)	0. 022 * (0. 012)	− 0. 001 (0. 039)

续表

解释变量	农业劳动时间	非农劳动	劳动力退出	因病不能工作
耕地面积	0. 248 *** (0. 030)	− 0. 064 *** (0. 006)	− 0. 117 *** (0. 007)	− 0. 010 (0. 022)
常数项	6. 976 *** (0. 276)	0. 533 *** (0. 050)	− 0. 615 *** (0. 068)	− 0. 216 (0. 222)
省份和年份虚拟	是	是	是	是
样本观测个数	2536	4216	4216	4216
R^2	0. 123	0. 143	0. 274	0. 194

注: ＊表示 10% 的统计显著性、＊＊表示 5% 的统计显著性、＊＊＊表示 1% 的统计显著性；括号内
估计结果为稳健标准误。

5.3　不同健康状况下新农合对劳动供给的影响分析

5.3.1　研究假说

健康作为人力资本的主要组成部分之一，与个人劳动供给有着密切联系。
一般来说，健康资本越高，个人的劳动生产效率也相应越高。反之，个人健康
状况越差，疾病发生可能性越大，因疾病所产生的时间损失会相应增加，那么
他的劳动供给就会有所减少。特别是对于患有疾病的农村居民来说，他们往往
对健康医疗需求比较强烈，因而个人健康状况的改善将会对他们从事劳动生产
产生更为明显的促进作用。结合以往文献可知，新农合能够通过医疗补偿促进
患病农民的医疗服务利用，从而提高自身健康水平（程令国，张晔，2012；王
翌秋，刘蕾，2016）。那么，原来健康较差农民在参加新农合后其劳动力供给
也很有可能会因此而有所增加。基于此，提出以下假说：

假说 3：新农合对健康状况较差农民的劳动供给有显著改善作用。

5.3.2　健康较差农民的劳动供给情况

对研究总样本按个人自评健康状况进行分组，将健康状况为"一般或差"
的归为健康较差组，将健康状况为"好或非常好"的归为健康较好组。通过

重点考察健康较差组参合农民的劳动供给情况，以检验新农合医疗保险是否真正改善了健康较差农民的劳动力供给状况。表 5 - 9 列出了新农合实施前后参合组与非参合组健康较差农民的劳动供给统计描述。从农业劳动时间来看，参合组健康较差农民的全年平均劳动小时数在新农合实施前为 1240.1 小时，而政策实施后下降至 920 小时，农业劳动时间减少了 320.1 小时。对于非参合组的中老年农民来说，农业劳动时间从新农合实施前的 1350.5 小时减少到政策实施后的 992 小时，平均减少了 358.5 小时，比参合组农民多减少了 38.4 小时，因而新农合对健康较差农民农业劳动供给具有正向影响净效应。在非农劳动参与方面，参合组农民的非农劳动参与比例从新农合实施前的 10.9% 增加到实施后的 16.9%，非农劳动参与比例增加了 6%。而非参合组农民的非农劳动参与比例从新农合实施前的 18.6% 下降至政策实施后的 15.9%，非农劳动参与比例减少了 2.7%，因此新农合健康较差农民非农劳动参与的影响净效应为增加了 8.7%。与新农合实施前相比，虽然参合组与非参合组健康较差农民的劳动力退出比例和因病不能工作时间在新农合实施后均有所增加，但参合组增加幅度要小于非参合组，因而新农合的最终影响净效应为负，说明新农合对健康较差参合农民的劳动力退出和因病不能工作时间损失有缓解作用。

表 5 - 9   健康较差农民的劳动供给情况

劳动供给结果	ATT$_{DD}$	参合组		非参合组	
		基准期 1997—2000 年	考察期 2006 年	基准期 1997—2000 年	考察期 2006 年
农业劳动时间（小时）	38.400	1240.100	920	1350.500	992
农业劳动时间的对数	0.084	6.738	6.397	6.808	6.383
非农劳动参与（%）	0.087	0.109	0.169	0.186	0.159
劳动力退出（%）	-0.019	0.155	0.404	0.211	0.479
因病不能工作时间（周）	-0.293	0.380	0.431	0.262	0.606
样本观测个数	—	613	503	1018	668

5.3.3 新农合对健康较差农民劳动供给的影响

表 5 - 10 列出了新农合对健康较差农民劳动供给影响的估计结果。结果显示，尽管统计检验上不显著，但是新农合对农业劳动时间的影响系数估计值为正。新农合对健康较差农民非农劳动参与有显著正向影响作用，与非参合组农

民相比，新农合政策的实施使得健康较差参合农民的非农劳动参与概率增加了 8.1%。新农合对健康较差农民劳动力退出和因病不能工作均有负向影响作用，说明健康较差农民参合后退出劳动市场的可能性和因病不能工作时间损失都会有所降低，这与表 5 - 9 的统计描述结果是一致的。总体来看，新农合在一定程度上改善了健康较差参合农民的劳动供给，这对他们的劳动生产率提高及收入增加也会有重要积极作用。研究结果还显示，新农合对健康较差农民非农劳动参与的促进作用比农业劳动供给更强，即健康较差的参合农民更倾向于参与非农劳动工作，而农业劳动时间的增加则比较有限。其原因可能在于新农合的健康改善对参合农民非农劳动参与的促进作用。也就是说，健康较差参合农民在身体健康得到改善后，不仅可以有更多的机会参与到非农劳动力的市场工作，而且希望通过参加非农工作能够获得更高的收入，从而弥补过去因疾病造成的经济损失。

表 5 - 10　　　　　　　　新农合对健康较差农民劳动供给的影响估计

解释变量	农业劳动时间	非农劳动	劳动力退出	因病不能工作
参合组 × 考察期	0.153 (0.103)	0.081 *** (0.026)	- 0.046 (0.031)	- 0.340 *** (0.126)
参合组	- 0.234 *** (0.059)	- 0.062 *** (0.017)	- 0.022 (0.019)	0.136 * (0.076)
考察期	- 0.405 *** (0.084)	- 0.001 (0.020)	0.135 *** (0.024)	0.250 *** (0.095)
年龄	- 0.009 *** (0.003)	- 0.006 *** (0.001)	0.014 *** (0.001)	0.003 (0.003)
小学	- 0.065 (0.062)	0.030 * (0.018)	0.049 ** (0.020)	- 0.068 (0.083)
初中	- 0.162 ** (0.076)	0.082 *** (0.022)	0.108 *** (0.023)	- 0.025 (0.090)
高中及以上	- 0.168 (0.117)	0.224 *** (0.038)	0.099 *** (0.032)	- 0.042 (0.138)
女性	0.148 *** (0.053)	- 0.090 *** (0.014)	0.120 *** (0.015)	- 0.037 (0.066)

续表

解释变量	农业劳动时间	非农劳动	劳动力退出	因病不能工作
在婚	−0.025 (0.145)	−0.011 (0.029)	−0.057* (0.033)	0.045 (0.159)
丧偶	−0.114 (0.164)	0.002 (0.032)	0.074* (0.040)	0.094 (0.197)
严重疾病	−0.088 (0.121)	−0.040 (0.034)	0.136*** (0.046)	3.716*** (0.491)
小孩数量	−0.035 (0.058)	0.018 (0.013)	0.006 (0.016)	−0.061 (0.053)
耕地面积	0.258*** (0.035)	−0.082*** (0.007)	−0.110*** (0.009)	−0.053 (0.036)
常数项	6.497*** (0.281)	0.631*** (0.062)	−0.176** (0.072)	0.295 (0.295)
省份和年份虚拟	是	是	是	是
样本观测个数	1838	2802	2802	2802
R^2	0.143	0.162	0.316	0.160

注：*表示10%的统计显著性、**表示5%的统计显著性、***表示1%的统计显著性；括号内估计结果为稳健标准误。

5.3.4 健康较好农民的劳动供给情况

表5-11列出了参合组与非参合组健康较好农民的劳动供给统计描述。从农业劳动时间来看，参合组农民的全年平均劳动小时数在新农合实施前为1111小时，而在新农合实施后为921小时，减少了190小时。非参合组农民的农业劳动时间从新农合实施前的1375.5小时减少到政策实施后的1023.7小时，平均减少了351.8小时，比参合组农民多减少了161.8小时。在非农劳动参与方面，参合组农民的非农劳动参与比例从新农合实施前的20.5%增加到实施后的28.5%，非农劳动参与比例增加了8%。而非参合组农民非农劳动参与比例从新农合实施前的27.4%下降至政策实施后的23.2%，非农劳动参与比例减少了4.2%，因而新农合对参合农民非农劳动的影响净效应为增加了12.2%。在劳动力退出方面，参合组农民的劳动力退出比例在新农合实施前的

基准期为 12.6%，而在新农合实施后的 2006 年为 19.8% 小时，增加了 7.2%。非参合组农民的劳动力退出比例从新农合实施前的 13.1% 增加到政策实施后的 32.5%，增加了 19.4%。与参合组农民相比，非参合组农民的劳动力退出比例多增加了 12.2%，因而新农合的影响净效应为负。从因病不能工作时间来看，由于参合组和非参合组农民的平均变化幅度比较接近，因而新农合对健康较好农民的最终影响净效应相对较小。

表 5 - 11　　　　　　　　健康较好农民的劳动供给情况

劳动供给结果	ATT$_{DD}$	参合组		非参合组	
		基准期 1997—2000 年	考察期 2006 年	基准期 1997—2000 年	考察期 2006 年
农业劳动时间（小时）	161.800	1111	921	1375.500	1023.700
农业劳动时间的对数	0.250	6.642	6.295	6.860	6.263
非农劳动参与（%）	0.122	0.205	0.285	0.274	0.232
劳动力退出（%）	-0.122	0.126	0.198	0.131	0.325
因病不能工作时间（周）	0.043	0.036	0.068	0.052	0.041
样本观测个数	—	1316	439	1904	681

5.3.5　新农合对健康较好农民劳动供给的影响

表 5 - 12 列出了新农合对健康较好农民劳动供给的影响估计结果。从结果来看，交互项"参合组 × 考察期"对农业劳动时间的影响系数为正，并在 10% 统计水平上显著，说明健康状况较好的参合农民其农业劳动时间更多。新农合对非农劳动参与有显著正向影响作用，与非参合组农民相比，新农合政策的实施使得健康较好参合农民的非农劳动参与概率增加了 11%。新农合显著地降低了农民的劳动力退出概率，与非参合组农民相比，参合农民退出劳动市场的概率显著地减少了 11.1%。而新农合对健康较好农民因病不能工作的影响不显著，其主要原因在于健康状况较好的农民对新农合的依赖程度一般较低，因而新农合对他们的健康改善、促进劳动效率提高的影响作用是比较微弱的。

表 5 – 12 新农合对健康较好农民劳动供给的影响估计

解释变量	农业劳动时间	非农劳动	劳动力退出	因病不能工作
参合组 × 考察期	0.212 * (0.110)	0.110 *** (0.028)	− 0.111 *** (0.026)	0.040 (0.038)
参合组	− 0.233 *** (0.044)	− 0.040 *** (0.015)	0.006 (0.012)	− 0.021 (0.024)
考察期	− 0.607 *** (0.083)	− 0.040 ** (0.019)	0.127 *** (0.019)	− 0.019 (0.027)
年龄	− 0.003 (0.002)	− 0.006 *** (0.001)	0.009 *** (0.001)	0.002 * (0.001)
小学	− 0.038 (0.050)	0.031 ** (0.015)	0.021 (0.015)	− 0.045 * (0.025)
初中	− 0.147 ** (0.059)	0.092 *** (0.018)	0.038 ** (0.016)	− 0.031 (0.028)
高中及以上	− 0.188 ** (0.079)	0.225 *** (0.025)	0.063 *** (0.019)	− 0.043 (0.031)
女性	0.175 *** (0.041)	− 0.134 *** (0.013)	0.132 *** (0.011)	− 0.001 (0.021)
在婚	0.186 * (0.096)	0.061 ** (0.028)	− 0.062 ** (0.028)	0.043 *** (0.017)
丧偶	0.057 (0.132)	0.081 ** (0.036)	0.020 (0.038)	0.041 (0.044)
严重疾病	0.023 (0.352)	− 0.045 (0.090)	0.032 (0.090)	0.722 *** (0.228)
小孩数量	− 0.092 ** (0.044)	0.003 (0.013)	0.034 *** (0.012)	0.038 (0.037)
耕地面积	0.221 *** (0.028)	− 0.117 *** (0.007)	− 0.076 *** (0.006)	− 0.003 (0.011)
常数项	6.083 *** (0.192)	0.700 *** (0.054)	− 0.127 *** (0.048)	− 0.042 (0.075)
省份和年份虚拟	是	是	是	是
样本观测个数	3017	4340	4340	4340
R^2	0.117	0.197	0.207	0.013

注：* 表示 10% 的统计显著性、** 表示 5% 的统计显著性、*** 表示 1% 的统计显著性；括号内估计结果为稳健标准误。

5.4   不同收入水平下新农合对劳动供给的影响分析

5.4.1   研究假说

农民作为经济理性人，在面对不同经济约束条件下所做出的决策行为可能会有所不同，因此，农村家庭收入水平的不同可能会造成农民在健康或医疗服务利用方面会存在差异。一般来说，低收入农户所承担的经济压力往往较大，当农民患病时可能会出于医疗负担的考虑而无法及时就医或者有病不看，容易造成"小病扛、大病拖"，导致健康水平下降、劳动供给减少；而高收入家庭通常所面对经济约束相对较小，其家庭成员患病时对医疗服务需求较为刚性，在医疗服务资源可及性和健康水平提高方面要好于低收入人群。在考虑新农合对不同收入水平下农民劳动供给的影响作用时，由于低收入农民看病成本相对较高、健康需求较大，新农合对低收入农民的健康保障、劳动促进较高收入者而言会更加重要，故新农合对低收入家庭农民劳动供给的影响作用可能会比对高收入农民的影响作用更为明显。基于此，提出以下假说：

假说 4：新农合对农民劳动供给的影响存在收入差异，新农合对低收入农民劳动供给的影响效应会更强。

5.4.2   低收入组农民的劳动供给情况

对研究总样本按农户家庭人均净收入进行分组，将低于家庭人均净收入中位数的观测个体归为低收入组；将等于或高于家庭人均净收入中位数的观测个体归为高收入组。通过重点考察低收入组参合农民的劳动供给情况，以检验新农合是否显著改善了低收入组农民的劳动供给。表 5 – 13 列出了新农合实施前后参合组与非参合组低收入家庭农民的劳动供给统计描述。从农业劳动时间来看，参合组农民的全年平均劳动小时数在新农合实施前为 1099.6 小时，而政策实施后下降至 874.6 小时，农业劳动时间减少了 225 小时。非参合组农民农业劳动时间从新农合实施前的 1344.9 小时减少到政策实施后的 987 小时，平均减少了 357.9 小时，比参合组农民多减少了 132.9 小时。从非农劳动来看，参合组农民的非农劳动参与比例从新农合实施前的 8.1% 增加到实施后的 12.1%，非农劳动参与比例增加了 4%。而非参合组农民的非农劳动参与比例在新农合实施后有所下将，因此新农合对低收入家庭非农劳动参与具有正向影响净效应。与新农合实施前相比，虽然参合组与非参合组农民的劳动力退出比例和因病不能工作时间在新农合实施后均有所增加，但参合组增加幅度要小于非参合组，因而新农合的最终影响净效应为负，说明新农合在一定程度上能够缓解低收入家庭参合农民的劳动力退出和因病不能工作时间损失。

表 5－13　　　　　　　　　　　　　低收入组农民的劳动供给情况

劳动供给结果	ATT$_{DD}$	参合组		非参合组	
		基准期 1997—2000 年	考察期 2006 年	基准期 1997—2000 年	考察期 2006 年
农业劳动时间（小时）	132.900	1099.600	874.600	1344.900	987
农业劳动时间的对数	0.239	6.730	6.413	6.838	6.282
非农劳动参与（%）	0.057	0.081	0.121	0.140	0.123
劳动力退出（%）	－0.050	0.145	0.303	0.170	0.378
因病不能工作时间（周）	－0.019	0.149	0.287	0.136	0.293
样本观测个数	—	1084	488	1534	818

5.4.3　新农合对低收入组农民劳动供给的影响

表 5－14 列出了新农合对低收入组农民劳动供给影响的估计结果。从农业劳动时间来看，交互项"参合组×考察期"的系数估计值为正，且在 5% 的统计水平上显著，说明新农合对低收入家庭农民的农业劳动时间供给有显著正向影响作用。表 5－13 的描述统计结果也显示，与非参合组农民相比，低收入家庭参合组农民的农业劳动时间减少幅度相对较小，因而新农合对低收入家庭农民农业劳动供给产生的最终影响净效应为正。新农合对低收入组农民非农劳动参与和劳动力退出均有显著影响作用。具体而言，与非参合组农民相比，新农合政策的实施使低收入家庭参合农民的非农劳动参与概率增加了 7%，劳动力退出概率减少了 7.6%。另外，新农合也减少了低收入组农民因病不能工作时间的损失，尽管在统计水平上不显著。总体来看，新农合对低收入家庭农民的劳动力供给有较大促进作用，显著改善了他们的劳动生产效率，因而有助于提

高低收入者的收入水平和生活质量。

表 5 – 14　　　　　新农合对低收入组农民劳动供给的影响估计

解释变量	农业劳动时间	非农劳动	劳动力退出	因病不能工作
参合组 × 考察期	0. 213 ** (0. 108)	0. 070 *** (0. 021)	− 0. 076 *** (0. 026)	− 0. 102 (0. 084)
参合组	− 0. 211 *** (0. 048)	− 0. 062 *** (0. 012)	0. 008 (0. 015)	− 0. 003 (0. 044)
考察期	− 0. 548 *** (0. 085)	− 0. 020 (0. 016)	0. 119 *** (0. 020)	0. 067 (0. 057)
年龄	− 0. 008 *** (0. 002)	− 0. 003 *** (0. 000)	0. 009 *** (0. 001)	0. 002 (0. 002)
小学	− 0. 066 (0. 054)	0. 021 * (0. 012)	0. 005 (0. 016)	− 0. 030 (0. 047)
初中	− 0. 125 * (0. 064)	0. 073 *** (0. 015)	0. 025 (0. 017)	− 0. 027 (0. 049)
高中及以上	− 0. 165 ** (0. 082)	0. 177 *** (0. 026)	0. 050 ** (0. 024)	− 0. 005 (0. 057)
女性	0. 119 *** (0. 045)	− 0. 059 *** (0. 011)	0. 107 *** (0. 012)	− 0. 058 (0. 038)
在婚	− 0. 067 (0. 103)	0. 106 *** (0. 013)	0. 122 *** (0. 020)	0. 124 ** (0. 049)
丧偶	− 0. 183 (0. 132)	0. 104 *** (0. 019)	0. 245 *** (0. 031)	0. 089 (0. 085)
健康一般	− 0. 010 (0. 047)	− 0. 010 (0. 011)	0. 038 *** (0. 014)	0. 066 ** (0. 031)
健康差	− 0. 097 (0. 097)	− 0. 030 * (0. 018)	0. 092 *** (0. 029)	1. 238 *** (0. 188)

续表

解释变量	农业劳动时间	非农劳动	劳动力退出	因病不能工作
严重疾病	0.140 (0.134)	−0.010 (0.034)	0.112 ** (0.055)	3.140 *** (0.564)
小孩数量	−0.083 * (0.047)	0.018 * (0.010)	0.017 (0.012)	−0.022 (0.027)
耕地面积	0.224 *** (0.031)	−0.072 *** (0.006)	−0.094 *** (0.007)	−0.032 (0.023)
常数项	6.657 *** (0.198)	0.297 *** (0.038)	−0.221 *** (0.049)	0.026 (0.138)
省份和年份虚拟	是	是	是	是
样本观测个数	2582	3924	3924	3924
R^2	0.133	0.124	0.269	0.229

注：*表示10%的统计显著性、**表示5%的统计显著性、***表示1%的统计显著性；括号内估计结果为稳健标准误。

5.4.4 高收入组农民的劳动供给情况

表5-15列出了新农合实施前后参合组与非参合组高收入家庭农民的劳动供给统计描述。从农业劳动时间来看，参合组农民的全年平均劳动小时数在新农合实施前为1207.4小时，而政策实施后下降至978.6小时，农业劳动时间减少了228.8小时。非参合组农民农业劳动时间从新农合实施前的1358.1小时减少到政策实施后的1031.4小时，平均减少了326.7小时，比参合组农民多减少了97.9小时。从非农劳动来看，参合组农民的非农劳动参与比例在新农合实施前的基准期为28.3%，而在新农合实施后的考察期为27.4%，可见没有显现出较大幅度的变化。然而，非参合组农民的非农劳动参与比例却呈现出较大幅度的减少，从新农合实施前的35.8%减少至实施后的21.7%，非农劳动参与比例减少了14.1%，因此新农合对高收入家庭非农劳动参与具有正向影响净效应。与新农合实施前相比，虽然高收入家庭参合组与非参合组农民的劳动力退出比例和因病不能工作时间在新农合实施后均有所增加，但参合组增加幅度均要小于非参合组，因而新农合的最终影响净效应为负。

表 5 - 15　　　　　　　　　　高收入组农民的劳动供给情况

劳动供给结果	ATT$_{DD}$	参合组		非参合组	
		基准期 1997—2000 年	考察期 2006 年	基准期 1997—2000 年	考察期 2006 年
农业劳动时间（小时）	97.9	1207.4	978.6	1358.1	1031.4
农业劳动时间的对数	0.141	6.607	6.295	6.812	6.359
非农劳动参与（％）	0.132	0.283	0.274	0.358	0.217
劳动力退出（％）	-0.031	0.123	0.243	0.142	0.293
因病不能工作时间（周）	-0.058	0.119	0.194	0.092	0.225
样本观测个数	—	1007	552	1610	751

5.4.5　新农合对高收入组农民劳动供给的影响

表 5 - 16 列出了新农合对高收入家庭农民劳动供给影响的估计结果。结果显示，新农合对农业劳动时间和劳动力退出的影响均不显著，而显著增加了个人非农劳动参与概率。一方面，高收入农户的非农劳动参与程度往往会比较高，而分配在农业生产活动的时间资源则相对较少，因而新农合在高收入群体中对他们非农劳动供给的影响会更加明显；另一方面，由于高收入农户通常所面对经济约束较小，当其家庭成员患病时对医疗服务需求较为刚性，因而对新农合的依赖程度相对较低，因此在高收入群体中新农合与农民部分劳动供给结果之间的关系会相对较弱。通过对表 5 - 16 和表 5 - 14 的估计结果进行比较可以看出，新农合对农民农业劳动时间和劳动力退出的影响因家庭人均净收入的不同而有所差异。新农合显著增加了低收入家庭农民的农业劳动供给，并降低了低收入家庭农民的劳动力退出概率，但是新农合对高收入家庭农民农业劳动供给和劳动力退出的影响均不显著。在非农户劳动参与方面，新农合不仅显著增加了高收入家庭农民的非农劳动参与概率，而且对低收入家庭的非农劳动参与也有显著正向影响作用。

表 5 - 16　　　　　　　新农合对高收入组农民劳动供给的影响估计

解释变量	农业劳动时间	非农劳动	劳动力退出	因病不能工作
参合组×考察期	0.147 (0.100)	0.086 *** (0.027)	-0.040 (0.025)	-0.118 * (0.068)

续表

解释变量	农业劳动时间	非农劳动	劳动力退出	因病不能工作
参合组	− 0. 201 *** （0. 050）	− 0. 033 ** （0. 017）	− 0. 014 （0. 013）	0. 032 （0. 033）
考察期	− 0. 485 *** （0. 082）	− 0. 055 *** （0. 020）	0. 074 *** （0. 019）	0. 113 ** （0. 046）
年龄	− 0. 002 （0. 003）	− 0. 009 *** （0. 001）	0. 010 *** （0. 001）	0. 001 （0. 002）
小学	− 0. 038 （0. 054）	0. 034 ** （0. 017）	0. 048 *** （0. 016）	− 0. 041 （0. 043）
初中	− 0. 174 *** （0. 064）	0. 076 *** （0. 020）	0. 076 *** （0. 017）	− 0. 002 （0. 040）
高中及以上	− 0. 199 ** （0. 096）	0. 214 *** （0. 027）	0. 082 *** （0. 021）	− 0. 013 （0. 057）
女性	0. 239 *** （0. 046）	− 0. 179 *** （0. 014）	0. 121 *** （0. 012）	0. 029 （0. 029）
在婚	0. 210 * （0. 116）	0. 135 *** （0. 021）	0. 098 *** （0. 019）	0. 042 （0. 048）
丧偶	0. 070 （0. 141）	0. 162 *** （0. 030）	0. 232 *** （0. 032）	0. 121 （0. 096）
健康一般	0. 068 （0. 049）	− 0. 028 * （0. 015）	0. 048 *** （0. 013）	0. 100 *** （0. 032）
健康差	0. 257 *** （0. 074）	− 0. 064 ** （0. 025）	0. 074 ** （0. 029）	0. 789 *** （0. 162）
严重疾病	− 0. 363 * （0. 205）	− 0. 047 （0. 059）	0. 154 ** （0. 069）	2. 532 *** （0. 606）
小孩数量	− 0. 082 * （0. 048）	− 0. 004 （0. 015）	0. 013 （0. 013）	0. 042 （0. 055）
耕地面积	0. 254 *** （0. 030）	− 0. 129 *** （0. 007）	− 0. 074 *** （0. 006）	0. 006 （0. 015）

续表

解释变量	农业劳动时间	非农劳动	劳动力退出	因病不能工作
常数项	5.732 *** (0.234)	0.914 *** (0.057)	− 0.318 *** (0.050)	− 0.119 (0.128)
省份和年份虚拟	是	是	是	是
样本观测个数	2482	3920	3920	3920
R^2	0.126	0.252	0.218	0.142

注：＊表示10%的统计显著性、＊＊表示5%的统计显著性、＊＊＊表示1%的统计显著性；括号内估计结果为稳健标准误。

5.5　本章小结

本章就农民的性别、年龄、身体健康状况以及家庭收入水平，采用倍差法模型实证分析了新农合对不同群体农民劳动供给的影响，研究发现以下几点内容：

（1）新农合对农民劳动供给的影响存在性别差异。具体而言，新农合显著增加了男性农民的农业劳动供给时间和劳动退出的概率，而对女性农业劳动时间和劳动力退出的影响均不显著，另外，新农合对男性非农劳动参与的影响效应也要大于对女性农民的影响。

（2）新农合对劳动供给的影响存在年龄差异。新农合对50岁以下农民农业劳动供给和因病不能工作时间的影响不显著，而显著增加了50岁及以上中老年农民的农业劳动时间，并显著减少了中老年农民因疾病所致的工作时间损失。此外，新农合对农村中老年人非农劳动参与概率也有显著正向影响作用，但与50岁以下农民相比，该影响作用相对较小。

（3）对于身体健康状况较差的农民来说，他们参加新农合后劳动力供给状况得到一定改善。其中，新农合显著增加了健康较差农民的非农劳动参与概率，而且也显著减少了他们因病不能工作的时间损失。

（4）新农合对低收入家庭的农业劳动供给和非农劳动参与均有显著正向影响作用，并且显著降低了他们退出劳动力市场的可能性。这有助于提高农村低收入家庭的收入水平和生活质量，进而缩小农村居民之间的贫富差距。

第 6 章

新农合对农户贫困缓解作用的实证分析

长期以来，由于城乡医疗卫生资源分配不均衡，我国农村居民一直都是容易遭受健康风险冲击的脆弱群体，疾病已成为农村家庭陷入贫困的主要原因之一。新农合制度的建立是否能对农户因病致贫起到缓解作用？缓解效果又是如何？在当前中国供给侧改革和精准扶贫的宏观背景下，新农合应采取怎样的政策配套措施和制度安排，进而解决农民因病致贫的困境？

本章基于生存分析视角，对上述问题进行深入考察，具体包括以下内容：首先，采用世界银行贫困线、国家贫困线以及多维贫困标准对农户的贫困状态进行鉴别；其次，通过 Kaplan – Meier 生存函数分别描绘出健康组与非健康组、参合组与非参合组农户的生存曲线，并对健康冲击、新农合与农户贫困风险的可能关系进行简单描述；再次，采用离散型时间 cloglog 风险模型，对影响农户贫困风险率的健康冲击、新农合制度及相关因素进行计量分析；最后，对收入差异下新农合及其他公共政策可能存在的"逆向选择"问题进行探讨，为保障新农合顺利实施、完善相关制度建设提供借鉴。

6.1 数 据 处 理

6.1.1 数据处理

本章采用的数据来源于 CHNS，选取 1991 年、1993 年、1997 年、2000年、2004 年、2006 年、2009 年和 2011 年农村地区一共八轮调查数据作为研究样本。同时，由于政策规定只有农业户口才有资格参加新农合，因此进一步将样本范围限定在有农业户口的受访者中，并按照第 4 章的相同思路对新农合参加农户和非参合户群体进行区分。

在生存分析框架下研究农户贫困问题，首先需要明确农户的生存时间和生存状态两个概念。由于本书研究的是农户由非贫困陷入贫困状态的转变过程，因此，农户生存时间被定义为某一农村家庭在陷入贫困状态之前一直保持非贫困状态的持续时间，即农户从一开始非贫困状态到最终陷入贫困或终止于调查时期结束所经历的年数，并假设在此期间非贫困状态从未间断过。农户生存状态指的是某一时刻农户是否处于贫困状态，就某一特定年份而言，如果农户在该年份里陷入贫困状态，则称之为"失败"事件。

由此，选取有 2 年或 2 年以上持续处于非贫困状态的样本农户，并剔除那些在非贫困状态之前处于贫困状态的观测值或者缺失年份，这样就保证了每一个样本农户初始状态都为非贫困状态。在处理生存分析数据过程中，有两个问题值得注意，第一，是数据删失问题。首先，对于数据左删失问题，即如果农户的基期调查显示为非贫困状态，那么由于之前的贫困状态无法观察，就不能确定农户非贫困状态的生存时间。针对该问题，部分研究的做法是对那些存在左删失问题的样本观测值进行简单剔除（陈勇兵等，2012；杜运苏、陈小文，2014）；然而，有研究表明，这种做法将导致严重的选择性偏差，从而降低估计结果的精确性（Moffitt & Rendall，1995；Iceland，1997）；因此，另有文献则采用包含所有左删失的全部样本对研究问题进行分析（Arranz & Cantó，2012；Callander & Schofield，2016；霍增辉等，2016）。为避免由选择性样本丢失而导致的估计偏差，采取的做法是保留所有左删失样本观测值对新农合的贫困影响进行生存分析。其次，对于数据右删失问题，即如果农户在接受最后一期调查时仍处于非贫困状态，那么何时陷入贫困状态这一"失败"事件则无法被观察到。对于该问题，利用生存分析方法可以进行恰当处理。第二，是多个生存时间段问题。在一定时期内，农户在持续一段时间非贫困状态而陷入贫困后，有可能会再次经历从非贫困到贫困状态。有关研究表明，尽管同一时期内可能会存在多个生存时间段，但它们都可以被视为是各自相互独立的持续时间段，因而不会对研究样本生存时间长度的分布产生实质性影响（Besedeš et al.，2006；陈勇兵等，2012；蒋灵多、陈勇兵，2015）。依据贝塞代升（Besedeš et al.，2006）的做法，对那些经历过多个从非贫困到贫困生存时间段的样本农户，只保留他们第一次所经历过的生存时间段。

6.1.2　贫困标准

依据以往文献研究，采用以下三个标准衡量农户是否陷入贫困状态，（1）世界银行人均每天 1.25 美元的贫困线[1]；（2）2011 年国家贫困线农村家庭人均净收入 2300 元；（3）联合国开发计划署采用的多维贫困计算标准。当某一农户的家庭人均净收入低于国家或世行贫困标准时，则被视为处于贫困状态，否则为非贫困状态。由于在 CHNS 数据中所报告的净收入并未扣除医疗支出部分，为了反映健康冲击、新农合与家庭因病致贫的关系，本书将原有的净收入再减去家庭内所发生的医疗费用。并且，利用国家统计局公布的农村居民消费价格指数，以 2011 年为标准对新计算出的人均净收入数据进行平减。

多维贫困标准来自阿尔基尔等（2011）的计算方法，该方法在联合国开发计划署公布的《人类发展报告》中被采用，也是各种多维贫困测量指标最为成熟、应用最广的方法（王素霞，王小林，2013）。在利用多维贫困标准衡量某一农户是否为贫困户时，通过以下两个步骤来完成。

（1）构建贫困维度。根据以往有关多维贫困测算方法的研究，多维贫困标准一般划分为教育、健康、生活水平三个方面，具体维度会根据不同地域、研究数据可获性而有所不同（邹薇，方迎风，2011；张全红，周强，2014）。结合 CHNS 微观家庭调查数据，依据中国实际情况，构建的多维贫困标准包括教育、健康、生活水平三个方面的 11 个细分维度。教育方面，包括家里成员的最高受教育程度、失学儿童两个维度；健康方面，包括家庭灾难性医疗支出[2]、家里残疾病人两个维度；生活水平方面，包括住房、饮用水、卫生设施、电、做饭燃料、耐用品、家庭用具及设备七个维度。见表 6 – 1 所示，表中给出了具体的贫困维度细分及相关说明。按照已构建的多维贫困，定义研究样本矩阵 $Y = [y_{ij}]_{n \times d}$。其中，$n$ 是样本农户个数，d 是贫困维度个数，并有 $i = (1, 2, \cdots, n)$，$j = (1, 2, \cdots, d)$。根据对贫困维度的定义，这里的贫困维度个数为 $d = 9$。另外，y_{ij} 表示为农户 i 在维度 j 上的获取值（achievements），并且有 $y_{ij} \geq 0$。例如，对于受教育水平维度，y_{ij} 的获取值为家里成员最高受教育者的受教育水平；对于医疗支出维度，y_{ij} 的获取值则为家庭医疗支出占家庭总收入的比例。

---

[1]　按照 2005 年的购买力平价汇率（PPP）1 美元 = 4.088 元进行换算（Ward, 2016）。

[2]　根据徐等（Xu et al., 2003）的研究，将家庭灾难性医疗支出定义为：家庭的医疗总支出占家庭总收入比例 40% 以上。

表 6 - 1　　　　　　　　　　　　　贫困维度细分及说明

维度	剥夺临界值及说明
教育：	
受教育水平	家中最高受教育程度未完成小学教育，赋值为 1
适龄儿童教育	家中至少有一名 6 岁以上儿童失学，赋值为 1
健康：	
医疗支出	采用灾难性医疗支出标准，家庭医疗支出占家庭总收入比例 40% 以上，赋值为 1
残疾病人	家庭至少有一名成员因残疾不能工作，赋值为 1
生活水平：	
住房	对房子没有产权或住房建筑材料不是水泥和砖的家户，赋值为 1
饮用水	不能使用自来水或 5 米以下深度的地下水，赋值为 1
卫生设施	厕所不能使用室内冲水，赋值为 1
电	家中未能使用电灯照明，赋值为 1
做饭燃料	平常使用的做饭燃料不是以下其中的任何一种：煤、电、煤油、液化气、天然气，赋值为 1
耐用品	录像机、彩色电视机、洗衣机、冰箱、空调、缝纫机、电扇、计算机、照相机、微波炉、电饭煲、高压锅、电话、手机、VCD\DVD、卫星接收器一项也没有，赋值为 1
家用设备	三轮车、自行车、摩托车、汽车、拖拉机、灌溉设备、电动打谷机、家用水泵、炊具、木工用具、理发用具、五金小铺器具及设备一项也没有，赋值为 1

（2）识别贫困农户。贫困识别由两部分组成，首先，在每个维度上的识别，通过定义一个剥夺矩阵 $X^0 = [x_{ij}^0]$，当 $y_{ij} < z_j$ 时，$x_{ij}^0 = 1$；当 $y_{ij} \geq z_j$ 时，$x_{ij}^0 = 0$。这里 z_j 表示某一农户在贫困维度 j 的被剥夺临界值（Cut-off value），即对于农户 i 来说，当该农户在维度 j 上的获取值 y_{ij} 小于其被剥夺临界值 z_j 时，则认为农户 i 在这个单一维度上属于贫困户，赋值为 1；否则，为非贫困户，赋值为 0。以受教育水平维度为例，定义该维度的被剥夺临界值为 $z_j =$ 小学教育，如果农户 i 家庭中最高受教育者的受教育水平（获取值 y_{ij}）未完成小学教育，即 $y_{ij} < z_j$，那么 $x_{ij}^0 = 1$；否则，$x_{ij}^0 = 0$。其次，对多个维度的识别，在确定单个维度识别的基础上，需进一步考虑农户在多个维度 k 上是否被剥夺，这里 k 的取值范围为 $0 < k \leq d$。定义一个农户 i 在多个维度上的被剥夺函数 $c_{ij} = \sum x_{ij}^0$，当 $c_{ij} \geq k$ 时，则认为该农户在多维贫困标准下处于贫困状态；当 $c_{ij} < k$

时，为非贫困状态。关于临界值 k 的确定，目前学术界尚无统一标准，但根据以往研究经验判断，k 的取值视总维度个数 d 而定，一般确定在 1/3 左右（Terzi，2013；高艳云，马瑜，2013；Ayuya et al.，2015；张全红，周强，2015）。因此，确定维度 $k=3$，即在上述定义的 9 个贫困维度中，农户如果有任意 3 个或 3 个以上的维度被剥夺，则属于贫困户；否则，为非贫困户。

按照世行贫困线、国家贫困线以及多维贫困标准，在 CHNS 数据基础上计算出 1991—2011 年各调查年份的农村家庭贫困发生率，结果见表 6-2 所示。可以看出，尽管贫困标准设定不同，但贫困发生率长期以来总体上呈现出下降趋势。其中，在 1993—2004 年和 2006—2009 年两个时间段里，贫困发生率有明显降低：以国家贫困线标准来看，贫困发生率由 1993 年的 52.12% 下降到 2004 年的 27.31%，下降幅度在 25% 左右；而与 2006 年相比，贫困发生率在 2009 年则下降到 15.38%，下降幅度为 11.09%。通过世行贫困线和多维贫困标准计算出的贫困发生率也反映了中国近 20 年来的贫困程度得到了明显缓和，这可能与中国在 20 世纪 90 年代初开始并组织实施的"八七"扶贫攻坚计划密切相关（张全红，周强；2014）。另外，由国家贫困线计算出贫困发生率在各时期内都要高于世行贫困线计算出的结果，这说明中国在 2011 年新调整的国家扶贫标准是超过人均每天 1.25 美元的世界贫困标准。

表 6-2　　1991—2011 年 CHNS 调查农户的贫困发生率　　单位：%

贫困线标准 \ 调查年份	1991	1993	1997	2000	2004	2006	2009	2011
世行贫困线	42.50	41.78	28.42	26.64	22.19	20.26	12.01	11.94
国家贫困线	54.81	52.12	37.41	32.28	27.31	26.47	15.38	14.12
多维贫困	42.43	27.97	20.16	17.01	13.53	13.65	10.91	10.58

6.2　农户贫困的生存函数估计

首先采用生存分析方法中的生存函数来描述农户生存概率的变化趋势及分布特征。设 T 为一个随机变量，表示为样本农户非贫困状态的生存时间；定义 t_i 为在研究样本中第 i 个"失败"事件发生时的具体生存时间，即在某一时间段 i 内农户从非贫困状态转向贫困状态所需要经历的年数。因此，第 i 个时间段内的生存函数表示为生存时间 T 超过贫困发生之前持续年数 t 的概率，即生存概率表述式为：

$$S(t_i) = \Pr\left[T > t_{(i)} \mid T \geq t_{(i)}\right] \qquad (6.1)$$

Kaplan – Meier 非参数乘积限估计式是估计生存函数的最常用方法，该方法的优点在于能够充分利用研究样本右删失数据的全部信息，且对右删失具有稳定性（杜运苏、陈小文，2014）。故采用这一方法来估计农户贫困风险的生存函数。其估计表达式为：

$$\hat{S}\left[t_{(k)}\right] = \prod_{i=1}^{k} \Pr\left[T > t_{(i)} \mid T \geq t_{(i)}\right] = \prod_{i=1}^{k} \frac{n_i - d_i}{n_i} \qquad (6.2)$$

其中 n_i 指的是在 t_i 时间段内面临贫困风险的农户个数，d_i 表示为同一时期内观测到处于贫困状态的农户个数。基于 Kaplan – Meier 生存函数估计式，根据农户是否受到健康冲击（家中是否有成员生过病或受过伤），分别绘制了健康组（未受到健康冲击）和非健康组（受到健康冲击）农户的贫困风险生存曲线，分布结果如图 6 – 1 ~ 图 6 – 3 所示。以世行贫困线为例（图 6 – 1），非健康组农户其 Kaplan – Meier 生存曲线明显处于图形下方，说明患病家庭的非贫困状态生存概率要更低，因而面临更大的贫困风险。图 6 – 2、图 6 – 3 分别给出了按照国家贫困线和多维贫困标准计算出的生存曲线，其变化趋势也与世行贫困线的结果大体保持一致。表 6 – 3 分别报告了 Log-rank、Wilcoxon、Tarone – Ware 和 Peto – Peto 统计量的卡方值和 P 值，结果显示，所有统计量的 P 值均在 1% 显著性水平之下，故应当拒绝健康组和非健康组农户二者之间不存在生存概率具有显著差异性的原假设，说明农户面临的贫困风险会因是否遭受健康冲击而有所不同。

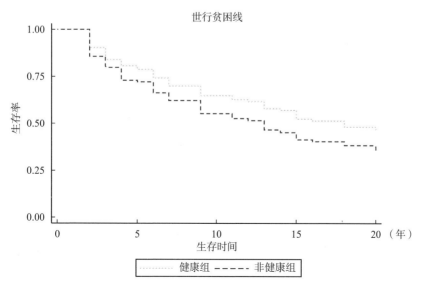

图 6 – 1　世行贫困线下健康组和非健康组的贫困风险 Kanplan – Meier 生存曲线

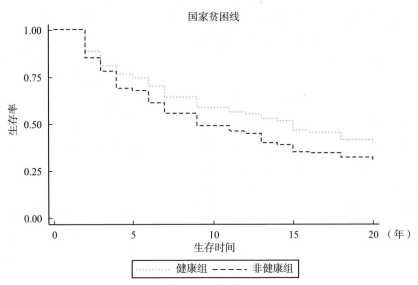

图 6 - 2　国家贫困线下健康组和非健康组的贫困风险 Kaplan – Meier 生存曲线

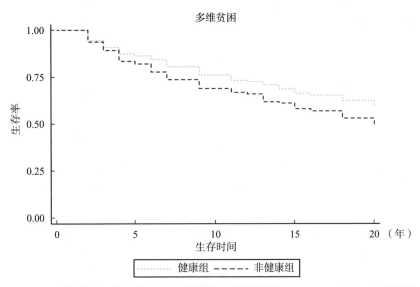

图 6 - 3　多维贫困标准下健康组和非健康组的贫困风险 Kaplan – Meier 生存曲线

表 6 – 3　　　　　　　　是否受到健康冲击农户的贫困风险差异性检验

统计量	世行贫困线		国家贫困线		多维贫困	
	$\chi^2(1)$	P 值	$\chi^2(1)$	P 值	$\chi^2(1)$	P 值
Log-rank	27.12	0.000	24.49	0.000	15.47	0.000
Wilcoxon	25.92	0.000	20.56	0.000	13.32	0.000
Tarone – Ware	27.26	0.000	23.28	0.000	14.75	0.000
Peto – Peto	26.82	0.000	22.78	0.000	15.02	0.000

　　图 6 – 4 ~ 图 6 – 6 显示了新农合参加农户和非参合农户的贫困风险生存曲线。以世行贫困线为例（见图 6 – 4），参合户的非贫困状态 Kaplan – Meier 生存曲线处于非参合户的图形上方。从长期来看，参合户非贫困状态生存概率随生存时间增加的下降幅度与非参合户相比更为缓慢，即参合户在生存时间 20 年内的生存概率下降了 0.307，而非参合户的生存概率下降了 0.627。这说明，在相同非贫困状态生存时间条件下，参合户的生存概率明显更高，因而新农合参加户所面临的陷入贫困风险较非参合户更小。需要注意的是，这种差异性主要来自生存时间前 10 年内的生存概率变化，具体来说，非参合户在 5 年内的非贫困状态生存时间里，其生存概率就已经呈现出迅速下降趋势，并且在 5 ~ 10 年内的生存概率跌至 0.5 以下；相比之下，参合户的生存概率在生存时间 10 年内仍然保持在 0.75 以上。这意味着，如果农村家庭没有享受新农合政策，那么他们在短期内会有较大风险迅速陷入贫困状态。图 6 – 5、图 6 – 6 还给出了按照国家贫困线和多维贫困标准计算出的 Kaplan – Meier 生存曲线，可以看出，分布结果及变化趋势与世行贫困线标准大体保持一致，说明 Kaplan – Meier 生存函数的估计结果是稳健的。进一步对参合户与非参合户所面临的贫困风险是否存在差异性进行统计检验，表 6 – 4 分别报告了 Log-rank、Wilcoxon、Tarone – Ware 和 Peto – Peto 统计量的卡方值和 P 值，结果显示，所有统计量的 P 值均在 1% 显著性水平之下，故应当拒绝参合户与非参合户不存在生存概率具有显著差异性的原假设，说明农户面临的贫困风险因是否参与新农合医疗保险而有明显差别。

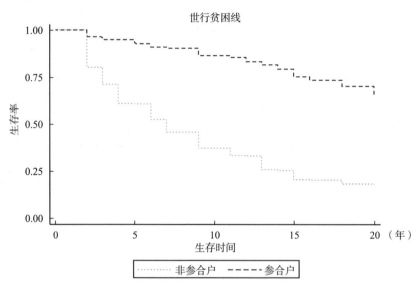

图6-4 世行贫困线下参合户与非参合户的贫困风险 Kaplan - Meier 生存曲线

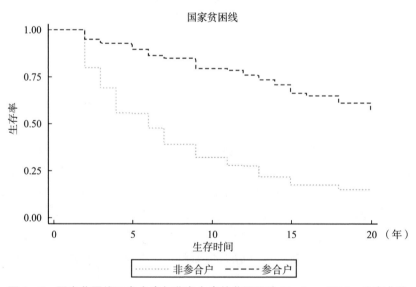

图6-5 国家贫困线下参合户与非参合户的贫困风险 Kaplan - Meier 生存曲线

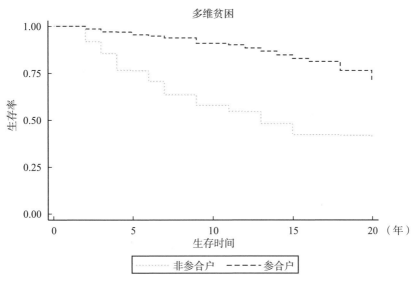

图 6 - 6　多维贫困标准下参合户与非参合户的贫困风险 Kaplan - Meier 生存曲线

表 6 - 4　　　　　　　　参合户与非参合户贫困风险差异性检验

统计量	世行贫困线		国家贫困线		多维贫困	
	$\chi^2(1)$	P 值	$\chi^2(1)$	P 值	$\chi^2(1)$	P 值
Log-rank	875. 04	0. 000	747. 49	0. 000	498. 18	0. 000
Wilcoxon	745. 73	0. 000	638. 32	0. 000	527. 61	0. 000
Tarone - Ware	834. 00	0. 000	715. 61	0. 000	533. 31	0. 000
Peto - Peto	835. 29	0. 000	709. 95	0. 000	521. 62	0. 000

　　进一步根据农户的参合情况、是否受到健康冲击，将农户划分为以下四类，即健康组的非参合农户、非健康组的非参合农户、非健康组的参合农户以及健康组的参合农户。图 6 - 7 ~ 图 6 - 9 分别显示了这些农户 Kaplan - Meier 生存曲线在世行贫困线、国家贫困线及多维贫困标准下的分布特征及变化趋势。以世行贫困线为例（见图 6 - 7），对于参合户来说，健康组和非健康组的生存概率变化趋势比较接近，二者所面临的贫困风险没有呈现出较大差异；相比之下，非参合户的生存曲线都位于参合户的下方，且非贫困生存概率随年份的增加下降幅度也比较大，其中非健康组家庭的生存概率则要明显低于健康组家庭，因此非参合农户在受到健康冲击后面临的贫困风险会相应更高。同时，本部分也绘制了国家贫困线和多维贫困标准的农户贫困风险 Kaplan - Meier 生存曲线，如图 6 - 8 和图 6 - 9 所示。可以看出，分布结果及变化趋势与世行贫

困线标准大体相一致，Kaplan - Meier 生存函数的估计结果是稳健的。上述结果初步反映了新农合医疗保险对因病致贫的缓解作用，即与非参合户相比，参合农户在遭受生病或受伤的健康冲击下，仍然有较高的生存概率和较长的生存时间，可以避免过早地陷入贫困状态。

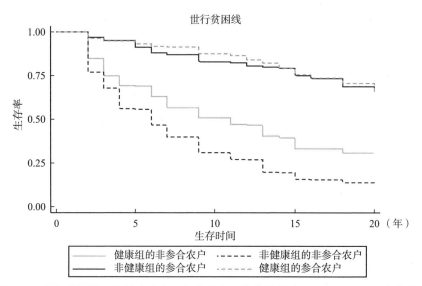

图6-7　世行贫困线下按健康冲击、新农合分组的贫困风险 Kaplan - Meier 生存曲线

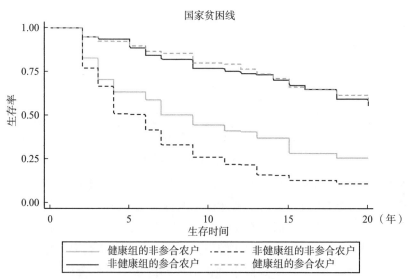

图6-8　国家贫困线下按健康冲击、新农合分组的
农户贫困风险 Kaplan - Meier 生存曲线

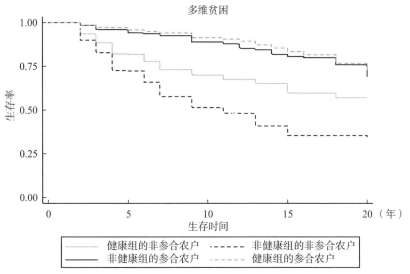

图 6 - 9　多维贫困标准下按健康冲击、新农合分组的
农户贫困风险 Kaplan - Meier 生存曲线

6.3　贫困风险模型构建

Kaplan - Meier 生存曲线的分析只是初步描述了健康冲击、新农合与农户贫困风险的可能关系，因为除了健康冲击、新农合之外，还有其他因素也可能会影响农户的贫困风险变化。接下来采用离散型时间 cloglog 风险模型，进一步对影响农户贫困风险率的新农合制度及相关因素进行计量分析。

6.3.1　离散型时间 cloglog 风险模型

根据詹金斯（Jenkins，1995）的研究，离散型时间风险模型的具体表达式为：

$$h_{i,k}(t, X) = \Pr[T = t \mid T \geq t, X] \tag{6.3}$$

其中，X 是影响变量的矩阵集合，$h_{i,k}(t, X)$ 是贫困风险率，具体含义表示农户 i 受变量 X 影响下在 t 时刻陷入贫困状态的风险概率，取值范围在 0 到 1 之间，在极大似然估计方法下，可以得到似然对数方程：

$$\ln L = \sum_{i=1}^{n} \sum_{k=1}^{m} \{ y_{i,k} \ln[h_{i,k}/(1 - h_{i,k})] + \ln(1 - h_{i,k}) \} \tag{6.4}$$

其中，$y_{i,k}$ 是一个二元指示变量，如果农户 i 在第 k 个时间段由非贫困转向贫困状态，即发生了"失败"事件，则赋值为 1，否则为 0。为了获得模型的系数估计，可以通过对风险率函数 $h_{i,k}(t, X)$ 的分布形式进行设定。依据以往研究经验，采用比较常用的 cloglog（Complementary log-log）互补双对数形式进行估计其表达式为：

$$h_{i,k}(t, X) = 1 - \exp\{-\exp[\theta(t) + \sum_{l=1}^{f} \beta_l X_l]\} \quad (6.5)$$

其中，$\theta(t)$ 为基准风险率，表示农户不受变量 X 影响下在 t 时刻的风险率；β_l 为待估系数，其符号反映了变量对贫困风险率的影响方向。相应地，$\exp(\beta_l)$ 是解释变量 X_l 影响农户贫困状态变化的风险比值，即解释变量 X_l 变化一个单位时，其对贫困转变的影响程度为 $\exp(\beta_l) - 1$。不难发现，如果 $\exp(\beta_l) - 1$ 小于 0，则表明该解释变量对贫困风险率有减小作用；如果 $\exp(\beta_l) - 1$ 大于 0，则说明该解释变量的影响会增加贫困风险率；如果 $\exp(\beta_l) - 1$ 等于 0，那么该解释变量对贫困风险率没有影响作用。

6.3.2 变量选取

（1）被解释变量。事实上，离散型时间 cloglog 风险模型是在考虑个体生存时间情况下的二项分布模型，因此被解释变量"failure"事件是一个二元指示变量，表示农户 i 在第 k 个调查年份的贫困状态，如果农户 i 的非贫困状态持续时间在观测时期内的最后一个调查年份里被终止，进而陷入贫困状态（"失败"事件发生），那么被解释变量对农户 i 赋值为 1，否则为 0。

（2）主要解释变量。农户是否参加新农合由一个虚拟变量来表示，赋值为 1 表示农户参加了新型农村合作医疗；反之，赋值为 0 则表示未参加新农合，这类群体由没有任何医疗保险覆盖或参与其他医疗保险的农村家庭组成。结合 CHNS 调查问卷中的问题"在过去的四周内，你是否生过病或受过伤？"，对健康冲击变量定义为，如果家中至少有一名成员生过病或受过伤，那么赋值为 1，否则为 0。健康冲击对贫困风险率的影响可能因农户是否参加新农合的情况而有所差异。通过 Kaplan - Meier 生存曲线已初步显示，在同样遭受健康冲击的影响下，新农合参加户陷入贫困的风险率更低，处于非贫困状态的持续时间更长。为进一步检验该结果，在 cloglog 风险模型中加入"健康冲击"与"新农合"虚拟变量的交互项，以考察新农合政策对患病家庭因病致贫的缓解效应。

（3）其他控制变量。个人特征变量包括户主年龄、户主受教育程度以及户主婚姻状况，其中户主受教育程度以"小学及以下"为基准组，分为"初中"和"高中及以上"两个对照组；家庭特征变量包括家庭人口规模、非农劳动比例；村庄特征变量包括村里道路类型、村内是否设有公共汽车站。相应地，还在模型中加入省份虚拟变量，以控制当地历史或政策等不可观测因素的影响。变量的详细说明、赋值及描述性统计，如表6-5所示。

表6-5　　　　　　　　变量说明、赋值及描述性统计（均值）

解释变量	变量说明及赋值	世行贫困线 N = 3548	国家贫困线 N = 3446	多维贫困 N = 3435
被解释变量：				
"失败"事件	农户是否陷入贫困状态（是 =1，否 =0）	0.441	0.482	0.335
解释变量：				
健康冲击	家中是否有人生过病或受过伤（是 =1，否 =0）	0.718	0.722	0.719
新农合	农户是否参加新农合（是 =1，否 =0）	0.412	0.408	0.508
户主年龄	户主实际年龄（岁）	45.900	46.400	45.300
户主初中	受教育程度为初中（是 =1，否 =0）	0.323	0.328	0.334
户主高中及以上	受教育程度为高中及以上（是 =1，否 =0）	0.169	0.172	0.173
户主离婚或丧偶	婚姻状态为离婚或丧偶（是 =1，否 =0）	0.147	0.147	0.136
小孩数量	家中6岁及以下的小孩子数量（人）	0.339	0.305	0.378
非农劳动	家庭的非农劳动比例（%）	0.309	0.320	0.295
村庄道路	村庄道路以铺过的路为主（是 =1，否 =0）	0.508	0.527	0.538
公共汽车站	村里是否有公共汽车站（是 =1，否 =0）	0.571	0.577	0.575

从中可以看出，研究样本按世行贫困线计算的农户陷入贫困状态（"失败"事件）比例为44.1%，国家贫困线的比例为48.2%，二者相差不大。多维贫困标准的比例相对更低，为33.5%，这可能是由于多维贫困同时考虑了农户多个方面的评价指标，这比仅考察家庭人均收入的世行贫困线和国家贫困线在贫困人群瞄准上更为严格，故符合多维贫困标准的农户比例有所降低。在解释变量方面，大多数变量的均值结果都比较接近，家里有成员遭受疾病冲击的发生比例在70%左右，这反映了较多农村家庭都受到了健康问题的困扰，可能会对农民的劳动生产及家庭经济造成一定冲击。有参加新农合的农户比例

大约在 40% ~50% 之间。就个人特征而言，户主的平均年龄在 45 岁左右；初中及以下学历的占大多数，高中及以上仅占约 17%，说明农村的人力资本存量仍然比较低；有约 14% 的户主曾经离过婚或者丧偶。家中有 6 岁及以下小孩子的平均数量为 0.34 人，而家庭平均非农劳动比例在 30% 左右。村里道路以铺过公路为主的、设有公共汽车站的样本比例大约占到一半。

6.4 结果分析

表 6-6 分别报告了离散型时间 cloglog 风险模型关于世行贫困线人均 1.25 美元/天、国家贫困线人均净收入 2300 元、多维贫困标准的风险比估计结果。由于三个贫困计算标准的风险比估计结果总体差异不大，本书主要以世行贫困线下的风险估计模型作为基准模型进行解释和说明。当解释变量的风险比小于 1，则表明该解释变量会减小农户陷入贫困状态的风险；风险比大于 1，则表明解释变量会增加家庭贫困风险；风险比等于 1，表明该解释变量对农户贫困风险率没有影响。

健康冲击变量的风险比为 1.918 且在 1% 的统计水平上具有显著性，表明疾病的冲击会增加农户贫困发生的风险率，因而患病家庭的非贫困状态持续时间也会更短。这与理论预期及 Kaplan – Meier 生存曲线的初步判断是一致的，健康风险容易使农户陷入贫困状态，疾病是导致农村家庭贫困的重要原因。这是因为疾病不仅造成直接的高额医疗费用（诊疗费、住院费、医药费等其他相关费用），还包括家庭内可能存在的间接经济损失，如家庭其他成员因照顾患者而损失的劳动时间及收入，或是因现金不足而变卖家庭资产以应对医疗支出，实现消费平滑；此外，因病伤所引发的人力资本下降也会降低个人的就业及工作能力，进而导致劳动收入及家庭财富的减少（洪秋妹，常向阳，2010）。

新农合变量的风险比估计显著小于 1，说明新农合能够降低农户陷入贫困状态的风险概率，参合户所面临非贫困状态持续时间会更长。由于城乡卫生资源分配不合理，农村家庭一般比较容易遭受健康风险的冲击导致实际收入（劳动力损失和医疗现金支付）的减少，而政府对农户所设计的新农合保险项目通过门诊、住院费用报销的方式对患病农民进行直接医疗补偿，这在一定程度上有助于减轻农民因疾病带来的经济负担。样本统计结果也显示，对于已发生过医疗支出的家庭来说，非参合户的家庭人均医疗费用为 739.7 元，而参合户的医疗费用为 419.8 元，相比之下节省了 43.2%。除此之外，新农合对农民健康水平的改善、劳动效率的促进，也有可能产生健康收入效应的良性循环，从而减小家庭贫困发生的风险（齐良书，2011）。

表 6 - 6 健康冲击、新农合对贫困的影响估计

解释变量	世行贫困线	国家贫困线	多维贫困
健康冲击	1.918 *** (0.147)	1.982 *** (0.150)	2.025 *** (0.186)
新农合	0.215 *** (0.031)	0.276 *** (0.037)	0.342 *** (0.051)
健康冲击×新农合	0.696 ** (0.114)	0.613 *** (0.093)	0.526 *** (0.086)
户主年龄	0.987 *** (0.003)	0.988 *** (0.002)	1.006 ** (0.003)
户主初中	0.708 *** (0.049)	0.708 *** (0.048)	0.640 *** (0.049)
户主高中及以上	0.396 *** (0.039)	0.407 *** (0.037)	0.409 *** (0.046)
户主离婚或丧偶	1.034 (0.087)	1.000 (0.083)	1.035 (0.096)
小孩数量	1.140 *** (0.057)	1.200 *** (0.062)	1.099 * (0.054)
非农劳动	0.299 *** (0.034)	0.369 *** (0.040)	0.212 *** (0.030)
村庄道路	0.694 *** (0.042)	0.673 *** (0.040)	0.460 *** (0.033)
公共汽车站	0.769 ** (0.083)	0.826 * (0.091)	0.817 * (0.093)
常数项	2.163 *** (0.409)	2.320 *** (0.439)	1.273 (0.264)
省份虚拟	是	是	是
对数似然函数值	− 1707.9	− 1729.5	− 1621.1
样本观测数	3548	3446	3435

注：* 表示 10% 的统计显著性、** 表示 5% 的统计显著性、*** 表示 1% 的统计显著性；括号内估计结果为稳健标准误。

"健康冲击"与"新农合"交互项的风险比为 0.696，且通过了 5% 水平的显著性检验。这表明与非参合户相比，有家庭成员患过疾病的新农合参加户，其陷入贫困状态的风险概率降低了 30.4%。该回归结果进一步证实了 Kaplan – Meier 生存曲线的研究结论，即农户在遭受健康风险冲击的情况下，新农合可以减小农户因疾病导致贫困发生的风险率，从而使患病家庭的非贫困持续时间相对较长。这说明新农合政策对减轻患病者医疗负担的作用有所显现，农村家庭因病致贫问题得到一定缓解，由此得到的启示是，改善新农合医疗制度是缓解农户因病致贫的重要措施之一。

从其他影响因素来看，在个人特征方面，变量户主年龄的风险比非常接近于 1，说明户主年龄对家庭贫困状态的影响十分小，这一结果与叶初升和赵锐（2013）的研究是一致的。变量户主初中、户主高中及以上的风险比显著小于 1，估计结果分别为 0.708 和 0.396，说明户主有初中学历的家庭贫困风险概率下降了 29.2%，而户主有高中及以上学历的家庭贫困风险概率则下降了 60.4%。这意味着随着受教育水平的提高，农村家庭面临贫困风险的概率大大减小。可见，增加人力资本投入特别是提升农民的受教育水平有助于降低农户贫困发生。变量户主离婚或丧偶的风险比估计没有通过显著性检验，可能的原因是研究样本大多数是已婚家庭，因而婚姻状态对贫困的影响不明显。

在家庭特征方面，家庭小孩数量显著增加农户贫困风险概率，说明小孩抚养数量越多，农户陷入贫困的概率也越高，风险比估计结果表明，家里 6 岁及以下小孩数量每增加一人，农户陷入贫困状态的概率增加 14%。变量非农劳动显著减小农户的贫困风险，结果显示，家庭非农劳动比例每提高 10%，农户陷入贫困状态的风险概率下降 70.1%。这是因为，非农劳动给家庭带来的经济收益往往比较高，因而对贫困的抑制作用更加明显。由此可见，促进农村劳动力非农就业参与有利于减少家庭贫困发生。

在村庄特征方面，变量村庄道路的风险比显著小于 1，估计结果为 0.694，说明居住在村庄道路以铺过公路为主的农户，他们面临贫困风险的概率将减小 30.6%，这反映了道路状况较好的农村地区，当地农户陷入贫困的概率也随之降低。变量公共汽车站的风险比也显著小于 1，结果为 0.769，表明农户所在村庄设有公共汽车站的，其陷入贫困的风险概率将减少 23.1%，这意味着农村交通工具可及性对减小贫困发生有积极作用。这可以从理论上得到解释，良好的交通设施可以减小农村居民在交通上所花费的时间和金钱成本，方便农村劳动力外出务工特别是贫困人口外出就业，对增加收入、缓解贫困至关重要。另外，交通便利也有助于人员和信息流动性的加强，从而促进各种信息和知识技术的传播与扩散，反过来进一步促进劳动力的流动和贫困减缓（李文，2006）。

6.5　收入差异下新农合及其他公共政策的"逆向选择"

农户收入水平与农户的贫困状态密切相关，为了实现农民增收、降低贫困风险，我国许多农村公共发展政策都对农民的生活保障、劳动生产等方面提供了相应的财政补贴以便激励农民更加积极参与到公共政策所支持的生产与服务活动中，从而提高农民生活质量、促进农民收入增加。然而，由于农村公共政策多数以自愿参加为原则以及财政支出规模的不断加大，政策补贴不足将会降低农民对生产服务资源的有效利用，政策参加者对某种服务需求或生产方式采纳很大程度上还受制于其自身的经济收入状况。在此情况下，高收入群体因为有较强的经济保障能力，在资源利用方面往往是政策的最大受益者，而低收入者的经济福利和相关利益保障则容易被忽视，因而造成收入差异上的"逆向选择"。

就新农合而言，由于农村内部收入差距扩大，农村医疗服务供给资源呈现出向高收入农民集中、向低收入农民稀释的现象，参合农民对医疗服务利用可能因收入差异而有所不同。这种由收入差异造成的公共政策"逆向选择"问题很可能最终导致高收入农民过多挤占了低收入农民的医疗资源，阻碍了低收入农民对医疗服务的利用，不利于低收入农民的健康改善，从而增加了低收入参合农民的因病致贫风险。接下来采用 Logistic 二元选择模型分析农户的家庭收入对参合农民医疗服务利用的影响。参照以往研究经验（Lei & Lin，2009），被解释变量采用"过去四周内，是否去过正规的医疗机构看病？"或"四周内，是否接受过卫生保健服务（如健康体检、查血等）？"表示农民的医疗服务利用情况，取值为 1，表示农民在过去四周内到正规医疗机构看过病或接受过卫生保健服务，否则为取值为 0。农户家庭收入为家庭全年收入的对数，并采用农村消费价格指数对收入进行平减。为了考察不同收入水平下的影响差异，将农户收入通过四分位数分成低收入、较低收入、较高收入以及高收入四组虚拟变量，其中以低收入为基准组，较低收入、较高收入以及高收入为对照组。根据相关研究（孙梦洁，韩华为，2013；刘昌平，赵洁，2016），考虑以下控制变量，既年龄、受教育程度、性别、婚姻状况、家庭人口数以及耕地面积。

为了与新农合进行对比并进一步验证公共政策实施过程中所存在的收入"逆向选择"问题，本部分还考察新型农村养老保险、封山禁牧下舍饲圈养等政策下农户收入对其经济行为产生的影响，包括前者的研究数据来源于 2011 年和 2013 年的中国健康与养老追踪调查（CHARLS），考察新农保参加农民的社会活动参与家庭收入之间的关系；后者的研究数据来自笔者本人于 2012 年 7 月在陕西省榆林市米脂县和横山区 5 个乡镇、11 个农村进行的农户入户调查，考察的是农户舍饲选择意愿随农户收入水平如何发生变化，如表 6 - 7 所示。

表 6 - 7　　　　新农合及其他公共政策下农户行为的 Logistic 模型估计

解释变量	新农合 医疗服务利用		新农保 社会活动参与		封山禁牧下 农户舍饲选择	
家庭收入	1.152 *** (0.180)	— —	0.788 *** (0.206)	— —	1.072 *** (0.353)	— —
较低收入	— —	0.183 (0.138)	— —	0.136 (0.204)	— —	0.101 (0.523)
较高收入	— —	0.620 * (0.354)	— —	0.274 * (0.156)	— —	0.977 * (0.558)
高收入	— —	1.022 *** (0.204)	— —	0.460 ** (0.197)	— —	1.598 ** (0.816)
控制变量	是	是	是	是	是	是
Pseudo R²	0.017	0.018	0.011	0.010	0.254	0.313
样本观测个数	13832	13832	12066	12066	125	125

注：* 表示 10% 的统计显著性、** 表示 5% 的统计显著性、*** 表示 1% 的统计显著性；括号内估计结果为系数标准误；限于篇幅，表中省略了常数项其他控制变量的估计结果。

表 6 - 7 的 Logistic 模型估计结果显示，家庭收入和高收入变量对参合农民的医疗服务利用具有显著正向影响效应，说明高收入参合农民比低收入者会更倾向使用医疗服务资源。从其他两项公共政策的估计结果来看，家庭收入越高的参保农民其社会活动参与概率越大，可能的原因是高收入参保农民意味着他们有较强的经济支付能力，因而参与社会活动的机会更多。家庭收入和高收入

组对封山禁牧下农户舍饲选择的影响系数均显著为正,说明收入越高农民选择舍饲生产养殖的意愿越大。这是因为舍饲圈养往往需要投入较多的资金用于建设棚圈及草料贮存、加工设备,对于收入较低农户来说一般难以承担,而收入较高农户的经济能力相对较好因而会更愿意选择舍饲养殖方式。

以上结果表明,我国新农合及部分农村公共发展政策(如新农保、封山禁牧下舍饲圈养)存在收入上的"逆向选择",即由于收入上的不平等,造成了高收入政策参加者对低收入政策参加者的挤出效应,使得高收入群体将会占有更多的农村服务和生产资源,而低收入农民的利益保障容易被弱化,致贫、返贫风险加大。因此,为了保持新农合及相关公共政策稳定、持续发展,政府需要考虑农民个体在收入上的差异,注重制度的普适性与公平性。

6.6　本章小结

本章基于生存分析方法的研究框架分考察了新型农村合作医疗制度对农户贫困的缓解作用,通过 Kaplan - Meier 生存曲线分析和离散型时间 cloglog 风险模型估计,初步得到以下相关结论:

第一,遭受健康冲击的农村家庭其面临的贫困风险显著更大,而参加新农合家庭面临的贫困风险则显著变小。为此,一方面,需要建立起有效的事前疾病预防保健机制,提高农民对病伤的认识以及自我防范的健康意识,从而减少可能遭受到的健康风险;另一方面,需注重对新农合政策的基本内容和调整情况进行宣传,积极引导农民参与,扩大新农合的覆盖群体,避免农民陷入"疾病—贫困—疾病"的恶性循环。

第二,健康冲击对贫困的影响效应会因农户是否参加新农合而有所不同。尽管健康冲击会显著增加农户的贫困风险概率,但与非参合户相比,参合户家庭在遭受健康冲击时陷入贫困状态的风险更低。这表明,新农合有助于缓解由疾病导致家庭贫困发生的负面影响,从而实现了新农合对农户因病致贫的缓解作用。可以预见,随着新农合政策继续加大对重大疾病的病种保障力度及覆盖范围,农户"因病致贫、因病返贫"的潜在风险将大大降低。但是,考虑到疾病可能会在短期内致使农户陷入贫困,政府应当防患于未然,通过对新农合报销比例、方式及流程进行合理设计,简化看病流程、方便患病者及时就医,确保患病农民在初期就能够得到及时救治,从而解决农民因无法就医而导致的健康恶化和贫困加剧。

　　第三，农民受教育程度越高、家庭非农劳动比例越大、农村交通状况越好，农户面临的贫困风险概率显著越小。这意味着，新农合的政策目标除了要减轻农民医疗负担外，还需努力促进农民的健康水平，使他们有更好的健康资本接收到更多的教育和非农就业机会，进而提高收入水平。除此之外，政府也应当大力促进农村道路、公共汽车站等交通基础设施建设，通过改善农村交通状况确保新农合的顺利实施和发展，保障参合农民对医疗服务资源利用的可及性，从而减少患病农民因病致贫的潜在风险。

第 7 章

新农合对农户因病致贫的
缓解作用差异分析

从第 6 章分析结果来看,新农合政策的实施有助于减少患病农户家庭陷入贫困的风险概率,由此对农户因病致贫产生了明显的缓解作用。然而,该研究尚未对影响新农合反贫作用的一些外部环境因素进行考量。与其他社会保障制度不同的是,新农合反贫效果的实现往往更需要有良好的农村交通基础设施、充足的医疗资源服务供给等外部环境条件作为保障,而农村交通基础设施不完善、医疗服务资源供给不足很可能会制约新农合的实际反贫困效果。另外,由于经济发展的不均衡,我国各农村地区之间在交通基础设施建设、医疗服务供给方面仍然存在较大差异,因而新农合对农户因病致贫的缓解作用很可能因为这些村庄特征的差异性而有所不同。为深化对这一问题的认识,本章接下来将从农村交通基础设施和医疗服务供给两个方面,分别考察新农合对农户因病致贫的缓解作用差异,从而为确保新农合的可持续发展提供政策依据。

7.1 交通基础设施的差异

7.1.1 研究假说

农村交通基础设施直接决定了村民在就医方面所承担的交通成本,进而影响到农民对医疗服务资源利用程度,因此,新农合对农户因病致贫的缓解作用可能会因农村交通状况的好坏而存在差异。首先，农民作为经济理性人，会在交通成本和就医必要性之间进行权衡，如果看病的交通费用较高或者交通不便利，从而导致就医的边际成本高于到医院就诊给农民健康福利带来的边际收益，农民就会放弃去医疗机构进行治疗（刘昌平，赵洁，2016）；其次，新农合与农民的医疗服务可及性紧密相关，一旦农民生病或受伤不能够及时就医时，农民便无法受益于新农合的健康福利及经济负担减轻。因此，较差的农村交通状况很可能会使参合农民对医疗服务的使用受到限制，进而阻碍新农合对农户因病致贫的缓解；而较好的农村交通状况则有利于促进新农合对贫困的缓解作用。基于此，提出以下假说：

假说1：新农合对农户因病致贫的缓解作用因农村交通状况而有所差异，在交通状况较差的农村地区，新农合对贫困缓解作用较弱；在交通状况较好的农村地区，新农合对贫困缓解作用较强。

7.1.2 按村内道路状况分组新农合对因病致贫的缓解作用

为检验假说1，首先根据农村道路状况将研究总样本分为"土路或碎砂石路"和"铺过道路"两组子样本，前者表示村内道路状况较差，后者表示村内道路状况较好。在此基础上仍然采用离散型时间 cloglog 风险模型，就上述两组样本分别估计"新农合"与"健康冲击"交互项对农户贫困风险率的影响并进行对比分析，以检验新农合对因病致贫的缓解作用是否因村内道路状况而存在差异。表7-1列出了按村内道路状况分组的估计结果。在世行贫困线和国家贫困线下，对于土路或碎砂石路的农村地区，交互项"健康冲击×新农合"的风险比估计结果均不显著；而对于有铺过路的农村来说，"健康冲击×新农合"的风险比均在1%的统计水平上显著。在多维贫困标准下，虽然"健康冲击×新农合"的风险比均显著小于1，但在土路或碎砂石路的样本估计中，交互项风险比估计结果为0.604，要略高于有铺过路的农村地区，因此因病致贫发生的风险概率也相对较高。总体来看，新农合对因病致贫的缓解作用在村内道路状况方面呈现出一定差异，在土路或碎砂石路的农村，新农合对贫困缓解作用相对较弱；而在有铺过路的农村地区，新农合对贫困缓解作用更加明显。

表 7 - 1　　　　　　　　　　按村内道路状况分组估计

解释变量	土路或碎砂石路			铺过道路		
	世行贫困线	国家贫困线	多维贫困	世行贫困线	国家贫困线	多维贫困
健康冲击	1.529 ***	1.624 ***	1.634 ***	2.530 ***	2.392 ***	2.636 ***
	(0.152)	(0.162)	(0.192)	(0.300)	(0.271)	(0.405)
新农合	0.155 ***	0.186 ***	0.246 ***	0.353 ***	0.470 ***	0.539 **
	(0.028)	(0.032)	(0.044)	(0.078)	(0.092)	(0.138)
健康冲击×新农合	0.848	0.808	0.604 **	0.492 ***	0.422 ***	0.511 **
	(0.174)	(0.158)	(0.120)	(0.122)	(0.093)	(0.139)
户主年龄	0.994 *	0.995	1.014 ***	0.986 ***	0.986 ***	1.002
	(0.003)	(0.003)	(0.004)	(0.004)	(0.003)	(0.004)
户主初中	0.787 ***	0.833 **	0.656 ***	0.643 ***	0.607 ***	0.606 ***
	(0.070)	(0.074)	(0.066)	(0.065)	(0.058)	(0.071)
户主高中及以上	0.508 ***	0.532 ***	0.479 ***	0.332 ***	0.317 ***	0.307 ***
	(0.066)	(0.064)	(0.070)	(0.047)	(0.042)	(0.055)
户主离婚或丧偶	0.950	0.974	1.085	1.034	0.957	1.036
	(0.110)	(0.109)	(0.141)	(0.115)	(0.107)	(0.133)
小孩数量	1.148 **	1.182 **	1.160 **	1.180 **	1.227 ***	1.061
	(0.073)	(0.079)	(0.073)	(0.087)	(0.089)	(0.084)
非农劳动	0.278 ***	0.367 ***	0.233 ***	0.323 ***	0.368 ***	0.200 ***
	(0.043)	(0.054)	(0.043)	(0.051)	(0.053)	(0.041)
公共汽车站	0.699 ***	0.764 **	0.842	0.713 *	0.825	0.792
	(0.083)	(0.094)	(0.116)	(0.140)	(0.164)	(0.149)
常数项	2.114 ***	2.221 ***	1.132	1.415	1.469	0.572
	(0.498)	(0.527)	(0.299)	(0.441)	(0.453)	(0.197)
省份虚拟	是	是	是	是	是	是
对数似然函数值	-886.400	-872.800	-864.100	-896.300	-942.900	-809.800
样本观测数	1927	1832	1777	1804	1815	1848

注：* 表示 10% 的统计显著性、** 表示 5% 的统计显著性、*** 表示 1% 的统计显著性；括号内估计结果为稳健标准误。

7.1.3　按村内有无公共汽车站分组新农合对因病致贫的缓解作用

为检验结果稳健性，进一步根据村内有无公共汽车站将研究总样本分为"没有公共汽车站"和"有公共汽车站"两组子样本，分别估计"新农合"与"健康冲击"交互项对农户贫困风险率的影响。表 7 - 2 列出了按村内有无公共汽车站分组的估计结果。在世行贫困线、国家贫困线以及多维贫困标准下，对于没有公共汽车站的农村地区，交互项"健康冲击×新农合"对农户贫困风险率的影响均不显著；而对于设有公共汽车站的农村，"健康冲击×新农合"的风险比要明显低于没有公共汽车站的农村，且都在 1% 的统计水平上显著。这说明，新农合参加农户在遭受同样的健康冲击影响下，居住在村内有公共汽车站的农户所面临的因病致贫困风险会更小；而对于居住在村内没有公共汽车站的农户来说，他们面对的贫困风险会更大。基于按村内道路状况和有无公共汽车站的分组分析结果，可以看出新农合对农户因病致贫的缓解作用会由于农村交通状况不同而有所差异，即在交通状况较差的农村，新农合参加农户面对的因病致贫风险较大，新农合对贫困缓解作用较弱；而在交通状况较好的农村，参合户的因病致贫风险相对较小，新农合对农户因病致贫有明显的缓解作用，该结果与假说 1 的预期是一致的。

表 7 – 2　　　　　　　　　　　按村内有无公共汽车站分组估计

解释变量	没有公共汽车站			有公共汽车站		
	世行贫困线	国家贫困线	多维贫困	世行贫困线	国家贫困线	多维贫困
健康冲击	1.581 *** (0.180)	1.761 *** (0.204)	1.835 *** (0.256)	2.223 *** (0.238)	2.153 *** (0.222)	2.196 *** (0.275)
新农合	0.140 *** (0.031)	0.186 *** (0.040)	0.188 *** (0.043)	0.312 *** (0.061)	0.374 *** (0.065)	0.538 *** (0.106)
健康冲击×新农合	0.889 (0.221)	0.821 (0.196)	0.761 (0.198)	0.548 *** (0.118)	0.486 *** (0.095)	0.385 *** (0.083)
户主年龄	0.984 *** (0.004)	0.987 *** (0.004)	1.010 ** (0.004)	0.993 ** (0.003)	0.992 ** (0.003)	1.004 (0.004)
户主初中	0.662 *** (0.068)	0.665 *** (0.071)	0.577 *** (0.070)	0.757 *** (0.069)	0.751 *** (0.065)	0.669 *** (0.068)
户主高中及以上	0.378 *** (0.057)	0.470 *** (0.065)	0.336 *** (0.065)	0.423 *** (0.055)	0.366 *** (0.045)	0.433 *** (0.060)
户主离婚或丧偶	1.052 (0.135)	1.065 (0.137)	1.090 (0.160)	0.945 (0.105)	0.905 (0.100)	1.004 (0.120)
小孩数量	1.077 (0.078)	1.119 (0.085)	1.146 * (0.085)	1.217 *** (0.085)	1.307 *** (0.092)	1.082 (0.073)
非农劳动	0.223 *** (0.039)	0.232 *** (0.039)	0.210 *** (0.047)	0.357 *** (0.054)	0.487 *** (0.068)	0.212 *** (0.038)
村庄道路	0.816 ** (0.076)	0.785 *** (0.073)	0.573 *** (0.065)	0.596 *** (0.051)	0.596 *** (0.050)	0.382 *** (0.038)

续表

解释变量	没有公共汽车站			有公共汽车站		
	世行贫困线	国家贫困线	多维贫困	世行贫困线	国家贫困线	多维贫困
常数项	1.811** (0.547)	2.429*** (0.683)	0.641 (0.211)	1.163 (0.266)	1.406 (0.307)	1.203 (0.295)
省份虚拟	是	是	是	是	是	是
对数似然函数值	−680.100	−684.600	−645.300	−1011.400	−1027.500	−951.800
样本观测数	1510	1442	1446	2038	2004	1989

注：* 表示 10% 的统计显著性、** 表示 5% 的统计显著性、*** 表示 1% 的统计显著性；括号内估计结果为稳健标准误。

7.2　医疗服务资源供给的差异

7.2.1　研究假说

新农合对农户因病致贫的缓解效果还可能与农村医疗资源的可及性和服务质量有关。一方面，由于新农合反贫困效果的实现在很大程度上需要依靠医疗服务数量和质量的支撑，而农村地区医疗服务资源的供给多少是影响该医疗保障制度反贫困效果的一个重要因素。如果有限的农村医疗服务资源不能满足参合农民的医疗服务需求，那么患病农民将无法及时就医或者不能获得高质量的医疗服务（张琴，2009），因而新农合对农民健康改善、劳动促进的有利影响将有所受限。另一方面，医疗卫生服务资源在一定程度上反映了医疗的服务质量，如果本地医疗服务供给水平较低，农村患病居民往往更倾向于选择外地医疗服务质量较好的医疗机构进行就诊（Roh & Moon，2005），而新农合的异地报销限制又使得农民不能够完全享受到本地就医时的高比例医疗补偿，另外还很可能因为异地就医而产生额外的看病成本，如交通、住宿等，所有这些都会降低新农合对患病农民医疗负担的经济补偿效应，从而制约新农合的反贫困效果。基于此，提出以下研究假说：

假说 2：新农合对农户因病致贫的缓解作用因农村医疗服务供给而有所差异，在医疗服务供给较少的农村地区，新农合对贫困缓解作用较弱；在医疗服务供给较多的农村地区，新农合对贫困缓解作用较强。

7.2.2 按医疗床位数分组新农合对因病致贫的缓解作用

参照以往的研究文献，利用乡镇医疗机构的床位数和医务人员数两个指标来反映农村医疗服务资源供给状况（顾昕，方黎明，2007；罗敏等2008）。为检验假说2，根据床位数和医务人员数的中位数，将研究总样本进行分组，既乡镇医疗机构有较少床位数或医务人员的（低于中位数），表示农村医疗服务供给水平较低一组；反之，有较多床位数或医务人员的（等于或高于中位数），则表示农村医疗服务供给水平较高一组。进一步采用离散型时间 cloglog 风险模型，就上述两组样本分别估计"新农合"与"健康冲击"交互项对农户贫困风险率的影响并进行对比分析，以便检验新农合对因病致贫的缓解作用是否因农村医疗服务供给而存在差异。表 7-3 列出了按医疗机构床位数分组的估计结果。在世行贫困线、国家贫困线以及多维贫困标准下，对于医疗床位数较少的农村地区，交互项"健康冲击×新农合"对贫困风险率的影响系数均未通过5%统计水平的显著性检验；而对于医疗床位数较多的农村，"健康冲击×新农合"的风险比则相对较低，而且都在1%的统计水平上显著。这说明，新农合参加农户在遭受同样的健康冲击影响下，居住在农村医疗机构有较多床位数的农户所面临的因病致贫困风险会更小，因而新农合对因病致贫的缓解作用更强；而对于住在农村医疗机构有较少床位数的农户来说，新农合对患病农户的贫困缓解作用不明显。

表 7-3　　　　　　　　　　　按床位数分组估计

解释变量	较少床位			较多床位		
	世行贫困线	国家贫困线	多维贫困	世行贫困线	国家贫困线	多维贫困
健康冲击	1.894 *** (0.214)	1.969 *** (0.227)	1.863 *** (0.238)	1.894 *** (0.205)	1.969 *** (0.206)	2.066 *** (0.278)
新农合	0.175 *** (0.037)	0.213 *** (0.043)	0.240 *** (0.048)	0.264 *** (0.052)	0.333 *** (0.060)	0.443 *** (0.093)
健康冲击×新农合	0.756 (0.177)	0.689 * (0.153)	0.687 * (0.153)	0.628 ** (0.143)	0.546 *** (0.114)	0.437 *** (0.104)
户主年龄	0.993 * (0.004)	0.994 * (0.003)	1.012 *** (0.004)	0.985 *** (0.004)	0.985 *** (0.004)	1.000 (0.004)
户主初中	0.785 ** (0.077)	0.733 *** (0.073)	0.673 *** (0.071)	0.659 *** (0.065)	0.695 *** (0.065)	0.606 *** (0.067)

续表

解释变量	较少床位			较多床位		
	世行贫困线	国家贫困线	多维贫困	世行贫困线	国家贫困线	多维贫困
户主高中及以上	0.458 *** (0.069)	0.480 *** (0.068)	0.423 *** (0.070)	0.358 *** (0.048)	0.361 *** (0.045)	0.367 *** (0.057)
户主离婚或丧偶	1.122 (0.133)	1.132 (0.128)	1.056 (0.133)	0.869 (0.105)	0.843 (0.101)	1.079 (0.142)
小孩数量	1.073 (0.075)	1.176 ** (0.088)	1.147 ** (0.076)	1.227 *** (0.091)	1.247 *** (0.090)	1.052 (0.079)
非农劳动	0.286 *** (0.047)	0.345 *** (0.056)	0.233 *** (0.045)	0.343 *** (0.055)	0.435 *** (0.064)	0.216 *** (0.042)
村庄道路	0.672 *** (0.063)	0.646 *** (0.057)	0.535 *** (0.059)	0.705 *** (0.063)	0.696 *** (0.060)	0.446 *** (0.046)
公共汽车站	0.933 (0.085)	0.829 (0.106)	0.898 (0.090)	1.106 (0.110)	0.842 (0.315)	1.151 (0.129)
常数项	1.183 (0.301)	1.719 ** (0.442)	0.648 (0.184)	1.762 ** (0.443)	2.482 ** (1.100)	1.414 (0.395)
省份虚拟	是	是	是	是	是	是
对数似然函数值	−795.400	−791.500	−830.900	−865.200	−886.100	−804.800
样本观测数	1744	1675	1767	1731	1703	1736

注：＊表示10%的统计显著性、＊＊表示5%的统计显著性、＊＊＊表示1%的统计显著性；括号内估计结果为稳健标准误。

7.2.3　按医务人员数分组新农合对因病致贫的缓解作用

表7－4列出了按乡镇医疗机构医务人员数分组的估计结果。结果显示，对于医务人员数较少的农村地区，交互项"健康冲击×新农合"的风险比均未通过5%统计水平的显著性检验；而对于医务人员数较多的农村，"健康冲击×新农合"对贫困风险率的影响系数要低于医务人员数较少的农村，且都在1%的统计水平上显著。这意味着，乡镇医疗机构的医务人员数越多，新农合参加农户因疾病陷入贫困的风险概率相对较小，因此新农合对因病致贫的缓解效果更大；而对于医务人员数较少的农村，新农合对患病农户的贫困缓解效果不显著。通过对按医疗机构床位数和医务人员数的分组分析结果，可以看出新农合对农户因病致贫的缓解作用会由于农村医疗服务供给水平不同而呈现出差异，即在医疗服务供给水平较低的农村，参合农户面对的因病致贫风险较大，

新农合对贫困缓解作用较弱且不显著；而在医疗服务供给水平较高的农村，参合户的因病致贫风险则相对较小，新农合对农户的因病致贫有显著缓解作用，因此基本上验证了假说2。

表7-4　　　　　　　　　按医务人员数分组估计

解释变量	较少医务人员			较多医务人员		
	世行贫困线	国家贫困线	多维贫困	世行贫困线	国家贫困线	多维贫困
健康冲击	1.952*** (0.209)	1.973*** (0.211)	1.825*** (0.229)	1.847*** (0.201)	1.872*** (0.199)	1.933*** (0.259)
新农合	0.176*** (0.034)	0.207*** (0.038)	0.253*** (0.047)	0.276*** (0.055)	0.364*** (0.066)	0.358*** (0.082)
健康冲击×新农合	0.731 (0.158)	0.691* (0.144)	0.670* (0.141)	0.591** (0.134)	0.523*** (0.110)	0.524** (0.132)
户主年龄	0.993** (0.003)	0.993** (0.003)	1.010** (0.004)	0.986*** (0.004)	0.986*** (0.004)	1.003 (0.004)
户主初中	0.804** (0.076)	0.741*** (0.069)	0.647*** (0.068)	0.617*** (0.060)	0.678*** (0.063)	0.630*** (0.070)
户主高中及以上	0.591*** (0.084)	0.559*** (0.073)	0.486*** (0.079)	0.306*** (0.041)	0.325*** (0.041)	0.341*** (0.053)
户主离婚或丧偶	1.061 (0.119)	1.018 (0.110)	1.109 (0.139)	0.940 (0.111)	0.938 (0.110)	1.030 (0.137)
小孩数量	1.024 (0.070)	1.088 (0.078)	1.101 (0.076)	1.288*** (0.095)	1.346*** (0.096)	1.100 (0.078)
非农劳动	0.295*** (0.048)	0.343*** (0.053)	0.276*** (0.054)	0.360*** (0.056)	0.408*** (0.059)	0.223*** (0.043)
村庄道路	0.746*** (0.065)	0.741*** (0.064)	0.553*** (0.059)	0.675*** (0.056)	0.634*** (0.053)	0.397*** (0.041)
公共汽车站	0.779** (0.093)	0.945 (0.078)	0.719** (0.097)	0.358*** (0.129)	1.048 (0.095)	2.326 (1.304)
常数项	1.311 (0.338)	1.373 (0.322)	0.885 (0.252)	5.640*** (2.313)	2.206*** (0.541)	0.678 (0.415)
省份虚拟	是	是	是	是	是	是
对数似然函数值	-846.200	-849.500	-843.800	-902.600	-916.200	-809.800
样本观测数	1830	1778	1775	1828	1774	1772

注：*表示10%的统计显著性、**表示5%的统计显著性、***表示1%的统计显著性；括号内估计结果为稳健标准误。

7.3　本章小结

通过对农村道路状况、是否有公共汽车站、医疗床位数、医务人员数进行分组估计，结果发现，在有铺过路、设有公共汽车站、医疗床位数和医务人员数较多的农村地区，新农合显著降低了参合农户因疾病陷入贫困的风险概率；相反，对于以土路或碎砂石路为主、没有公共汽车站、医疗床位数和医务人员数较少的农村，新农合对农户因病致贫的缓解作用相对较小且大都在统计上不显著。这表明，由于农村交通基础设施状况和医疗服务供给水平不同，新农合对农户因病致贫的缓解作用呈现出明显差异，在交通基础设施较差和医疗服务供给较少的农村地区，新农合对贫困缓解作用不明显；而在交通基础设施较好和医疗服务供给较多的农村，新农合则对农户的因病致贫有显著缓解作用。

上述发现对解决农村因病致贫、返贫问题有一定的政策启示。虽然新农合的实施有助于缓解农户因病致贫、缩小农村家庭因健康不平等而产生的收入差距，但需要注意的是，落后的农村交通基础设施以及交通不便利会严重制约新农合的健康扶贫效果，这就需要对状况较差的农村道路、汽车站进行有效改善，减小患病农民在交通方面的就医成本，以便促进农民对医疗服务的可及性，从而保障新农合能够更好地实现减轻农民医疗负担的目标。除此之外，有限的农村医疗服务资源（床位数、医务人员）同样会阻碍新农合在缓解农民因病致贫方面所发挥的作用，这可能是由于医疗资源供给不足迫使当地农民生病时不得不到外地寻医，农民从新农合中所获得的补偿受益有所减少，同时也增加了他们的异地就医成本，导致贫困风险增加，因此，加强对农村医疗机构的财政支持力度、增强农村基层医疗卫生服务的供给能力，确保新农合的可持续发展。

第 8 章

贫困农户的慢性病与劳动供给分析

——以高血压病为例

通过分析可知，新农合显著增加了农村居民的农业劳动时间和非农劳动参与概率，并且对因病致贫也有明显缓解作用。但是这些分析尚未对农村贫困农户的健康与劳动供给关系进行深入探讨。就贫困农户而言，具体情况又有所不同。贫困农民不仅更容易遭受疾病困扰，而且在患病情况下由于收入预算有限，往往不能及时就医甚至有病不看；取而代之的是由其配偶承担相应的家庭照料工作，但医疗经济负担又使得患病者的配偶还需肩负维持家庭生计的重任。因此，面对疾病特别是需要长期护理的慢性病，农户夫妻各自的劳动供给行为会发生怎样的变化？配偶如何对家庭事务和工作劳动进行调整？这些调整又对自身的农业劳动和非农劳动有何影响？除此之外，对于贫困农户患有慢性病的群体，他们对医疗服务利用又是如何？是否因参加新农合而增加了医疗服务利用？

本章以农村贫困居民的高血压病为例，将围绕上述问题展开分析，具体包括以下几方面内容，首先，基于家庭效用函数，从理论上探讨高血压病对农户夫妻劳动供给的影响机理，并根据农户夫妻劳动供给的内在相关性，构建出联立方程组的计量经济模型；其次，介绍研究样本和相关变量，并对本人及配偶高血压病与个人劳动供给的关系进行初步描述性统计分析；然后，采用计量回归模型估计本人及配偶高血压病对个人劳动供给的影响作用，进而检验家务劳动是否为配偶高血压病影响本人劳动供给的一个重要渠道；最后，对参合户与非参合户高血压病贫困患者的医疗服务利用情况进行比较分析，考察高血压病贫困患者的医疗服务利用水平是否因参加新农合而有所改善。本章研究将有助于深入理解高血压病影响下贫困农户夫妻劳动供给的变化和决策过程，为帮助贫困农户更好地应对高血压病的医疗保障制度设计与安排提供支持证据。

8.1　理论分析框架

在传统经济学的"劳动—闲暇"理论基础上，试图构建慢性病影响农村贫困家庭夫妻劳动供给的理论分析框架。假定农户中夫妻双方的决策目标具有"一致同意性"，即家庭被视为一个由偏好相同的夫妻二人组成的整体（刘娜，Anne，2015）。结合贝克（1965）的家庭时间配置理论，在家庭效用函数内纳入夫妻双方各自的劳动时间、闲暇以及其他商品消费，通过家庭效用最大化求解出个人劳动时间的最优解其代表式为：

$$Max \quad U(L_m, L_f, N_m, N_f, O) \tag{8.1}$$

其中，$U(\cdot)$ 为家庭效用函数，m 为男性，f 为女性；L_m、L_f 分别表示为男性和女性的个人劳动时间；N_m、N_f 分别表示为男性和女性对闲暇的时间分配；O 为家庭在市场上所购买的商品数量。作为经济理性人的农民，在追求效用最大化的同时，还受到可支配时间和家庭收入的约束（Ahearn et al.，2006）其代表式为：

$$T = L_m + L_f + K_m + K_f + N_m + N_f \tag{8.2}$$

$$PO = I_m L_m + I_f L_f + V \tag{8.3}$$

其中，T 表示家庭夫妻所拥有的时间总资源，包括各自的个人劳动时间 L_m 和 L_f、家务时间 K_m 和 K_f 以及闲暇时间 N_m 和 N_f。P 表示商品组合的单位价格，I_m、I_f 分别表示男性和女性每单位劳动时间的工资收入，V 是农户的其他非劳动性收入，如政府补贴、亲友馈赠等。因此，收入约束条件表示为家庭的所有商品消费支出等于个人劳动收入和家庭其他非劳动收入的总和。

首先，由于健康被视为是人力资本的重要组成部分（Grossman，1972），健康的好坏直接决定了个人的劳动生产率、劳动时间供给及就业机会，故健康对个人劳动收入有重要作用。其次，在可支配时间的约束下，家务劳动对工资收入具有"惩罚效应"（郑加梅，卿石松，2014）。一方面，承担更多家庭责任的人在职业选择上可能会更倾向于那些自由度较高、可灵活安排时间的工作，但这些工作的收入报酬往往比全职工作相对更低（Hersch & Stratton，1994；Maani & Cruickshank，2010）；另一方面，投入的家务时间越多，相应地在劳动工作上的精力和时间就会越少，这也会损害个人劳动力在市场上的表现（Becker，1985）。除此之外，个人工资率还与其配偶收入相关，这是因为配偶的收入状况会影响夫妻对劳动供给的决策，特别是当配偶因患有疾病而导致收入减少时，家庭经济压力会迫使家庭其他成员努力增加自身的劳动时间，以期获得更好的收入，从而能够弥补其配偶在经济上的损失（Lundberg，1985；Garcia-Gomez，2013）。综上所述，夫妻的个人收入还会受到健康、家务劳动和其配偶收入的影响。为此，在约束条件中进一步引入以下个人工资收入决定方程，其表达式为：

$$I_i = I_i[H_i, K_i(H_k), I_k(H_k); G_i] \quad (i = m, f; \ k = f, m; \ i \neq k) \quad (8.4)$$

其中，H 为个人的健康水平，与自身劳动收入呈正相关，即健康提升（下降）会使收入增加（减少），故有 $\frac{\partial I_i}{\partial H_i} > 0$ 和 $\frac{\partial I_k}{\partial H_k} > 0$。有研究指出，当疾病致使配偶健康水平下降时，其妻子或丈夫会对患病者提供相应的照护，同时也会替代部分原先属于患病配偶的家务活动，因此配偶的健康恶化会增加其妻子或丈夫的家务劳动时间（Berger，1983），为此假定 $\frac{\partial K_i}{\partial H_k} < 0$。另外，$G_i$ 表示个人特征、家庭结构、外部环境以及其他影响劳动收入的变量集合。在式（8.1）家庭效用函数的基础上，联合式（8.2）、式（8.3）和式（8.4）的约束条件，可得到以下最优化的拉格朗日函数式，其表达式为：

$$Z = U(L_m, L_f, N_m, N_f, O) + \lambda_1(T - L_m - L_f - K_m - K_f - N_m - N_f)$$
$$+ \lambda_2(PO - I_m L_m - I_f L_f - V) \quad (8.5)$$

其中，λ_1 和 λ_2 是拉格朗日乘数，对式（8.5）求一阶偏导数，从而得到方程组，其表达式为：

$$\frac{\partial Z}{\partial L_m} = \frac{\partial U}{\partial L_m} - \lambda_1 - \lambda_2 I_m = 0 \quad (8.6)$$

$$\frac{\partial Z}{\partial L_f} = \frac{\partial U}{\partial L_f} - \lambda_1 - \lambda_2 I_f = 0 \quad (8.7)$$

$$\frac{\partial Z}{\partial N_m} = \frac{\partial U}{\partial N_m} - \lambda_1 = 0 \quad (8.8)$$

$$\frac{\partial Z}{\partial N_f} = \frac{\partial U}{\partial N_f} - \lambda_1 = 0 \quad (8.9)$$

$$\frac{\partial Z}{\partial O} = \frac{\partial U}{\partial O} + \lambda_2 P = 0 \quad (8.10)$$

$$\frac{\partial Z}{\partial \lambda_1} = T - L_m - L_f - K_m - K_f - N_m - N_f = 0 \quad (8.11)$$

$$\frac{\partial Z}{\partial \lambda_2} = PO - I_m L_m - I_f L_f - V = 0 \quad (8.12)$$

假设式（8.1）的效用函数是严格拟凹、连续以及二次可微，根据拉格朗日函数一阶偏导方程组可以求出个人劳动供给的最优解，其表达式为：

$$L_i^* = L_i^* \left[H_i,\ K_i(H_k),\ I_k\ (H_k);\ G_i \right] \quad (i = m,\ f;\ k = f,\ m;\ i \neq k)$$

$$(8.13)$$

根据分析，健康人力资本对劳动供给有正向影响作用，因而 $\dfrac{\partial L_i^*}{\partial H_i} > 0$；家务时间与市场劳动供给呈负相关，故 $\dfrac{\partial L_i^*}{\partial K_i} < 0$；配偶工资收入会反向影响其妻子或丈夫的劳动供给行为，所以有 $\dfrac{\partial L_i^*}{\partial I_k} < 0$。基于上述主要自变量对劳动供给的影响关系，进一步分析高血压病的作用机理。不难发现，当本人患有高血压病时，自身健康水平 H_i 下降，由于 $\dfrac{\partial L_i^*}{\partial H_i} > 0$，因此本书预期本人患有高血压病会负向影响劳动供给。

接下来分析配偶高血压病的影响效应，对式（8.13）进行关于配偶健康 H_k 的全微分，得到以下表达式：

$$dL_i^* = \frac{\partial L_i^*}{\partial K_i} \cdot \frac{\partial K_i}{\partial H_k} \cdot dH_k + \frac{\partial L_i^*}{\partial I_k} \cdot \frac{\partial I_k}{\partial H_k} \cdot dH_k \quad (i = m,\ f;\ k = f,\ m;\ i \neq k)$$

$$(8.14)$$

可以看出，配偶高血压病（ $dH_k < 0$ ）通过替代效应和收入效应来影响其丈夫或妻子的劳动供给。具体而言，替代效应体现在 $\left(\dfrac{\partial L_i^*}{\partial K_i} \right) \cdot \left(\dfrac{\partial K_i}{\partial H_k} \right) \cdot dH_k < 0$，由于时间具有稀缺性，家务劳动对市场劳动具有替代效应，当农户夫妻因其配偶高血压病增加家务劳动时间时，他们的劳动供给就会相应减少，因此配偶高血压病的替代效应负向影响劳动供给；收入效应则表现在 $\left(\dfrac{\partial L_i^*}{\partial I_k} \right) \cdot \left(\dfrac{\partial I_k}{\partial H_k} \right) \cdot dH_k > 0$，这意味着配偶患有高血压病虽然会使其自己劳动收入有所损失，但同时也会迫使他们的妻子或丈夫增加劳动供给以避免退出劳动力市场而造成的经济损失，故配偶高血压病的收入效应对劳动供给有正向影响作用。因此配偶高血压病的最终影响结果取决于替代效应和收入效应哪个效应占主导？若替代效应更大，则综合效应为负，劳动供给将减少；若收入效应占主导，则综合效应为正，劳动供给将增加；若两个效应相互抵消，那么配偶高血压病的影响将不显著。

8.2　实证模型、研究样本与变量

8.2.1　实证模型

在一个由夫妻二人组成的家庭里，丈夫和妻子的劳动供给决策往往是经过多方面考虑的，一些不可观测的因素（如个人能力、风险态度等）可能既会影响丈夫的劳动供给决策又影响妻子的劳动供给决策。在这种情况下，丈夫和妻子的劳动供给回归方程并不相互独立，而是具有一定的相关性，如果采用单个方程模型会导致估计结果有偏（Lundberg，1988）。为此，构建出丈夫和妻子劳动供给的联立方程组，通过对两个模型的随机误差项协方差矩阵进行修正，估计出慢性病对各自劳动供给的影响。

首先，考虑本人、配偶高血压病对农业劳动时间的影响，建立以下联立方程组，其表达式为：

$$Labor_{h,it} = \alpha_0 + \alpha_1 Hyper_{h,it} + \alpha_2 Hyper_{w,it} + N'_{h,it}\delta + M'\gamma + \varepsilon_{h,it} \qquad (8.15)$$

$$Labor_{w,it} = \beta_0 + \beta_1 Hyper_{w,it} + \beta_3 Hyper_{h,it} + N'_{w,it}\eta + M'\lambda + \varepsilon_{w,it} \qquad (8.16)$$

其中，第一个方程是丈夫农业劳动时间的估计方程。被解释变量 $Labor_{h,it}$ 表示丈夫 i 在第 t 年全年农业劳动小时的对数值；解释变量 $Hyper_{h,it}$、$Hyper_{w,it}$ 分别表示丈夫、妻子是否患有高血压病；$N_{h,it}$ 是一组控制变量，它们反映了一些个人基本特征，如年龄、受教育程度；另一组变量 M 则控制了家庭层面（是否参加新农合、土地经营规模、小孩个数）、村庄特征（道路状况、是否有公共汽车站）、地区及时间上的影响效应；$\varepsilon_{h,it}$ 表示为丈夫劳动供给方程的随机误差项。第二个方程是妻子农业劳动时间的估计方程，被解释变量 $Labor_{w,it}$ 表示妻子 i 在第 t 年全年农业劳动小时的对数值，而解释变量的赋值、类型及含义都与丈夫方程一致。上述联立方程模型可采用多种方法进行估计，如间接最小二乘法（ILS）、两阶段最小二乘方法（2SLS）以及三阶段最小二乘方法（3SLS）等。其中，3SLS 通过利用系统方程的完全信息，可以使模型估计更有效率（Zellner & Theil，1962；王琼，叶静怡，2016）。因此，采用 3SLS 估计高血压病对农村夫妇农业劳动时间的影响。

其次，考察高血压病对非农劳动参与的影响。考虑到农村居民是否参与非农劳动是个二元变量，对夫妻非农劳动的联立方程模型采用 Biprobit 结构形式进行估计。该结构方程不但有效解决农村夫妇劳动供给的内生性问题，还可避免模型自身所固有的"遗漏问题"（李庆海等，2012）。这为识别和评价慢性病影响家庭非农劳动参与提供了合适的方法，其表达式为：

$$Y_{h,it}^* = \alpha_0 + \alpha_1 Hyper_{h,it} + \alpha_2 Hyper_{w,it} + N_{h,it}'\delta + M'\gamma + \mu_{h,it} \tag{8.17}$$

$$Y_{w,it}^* = \beta_0 + \beta_1 Hyper_{w,it} + \beta_3 Hyper_{h,it} + N_{w,it}'\eta + M'\lambda + \mu_{w,it} \tag{8.18}$$

其中，$Y_{h,it}^*$ 和 $Y_{w,it}^*$ 都是潜变量，反映了丈夫或妻子非农劳动参与的潜在倾向。如果 $Y_{h,it}^* > 0$，那么 $Y_{h,it} = 1$，否则 $Y_{h,it} = 0$；同理，如果 $Y_{w,it}^* > 0$，那么 $Y_{w,it} = 1$，否则 $Y_{w,it} = 0$。$\mu_{h,it}$ 和 $\mu_{w,it}$ 分别是丈夫和妻子方程中的特质随机误差项，并假设服从联合二维正态分布，其表达式为：

$$(\mu_{h,it}, \mu_{w,it}) \sim N(0, \sum), \sum = \begin{bmatrix} \sigma_h^2 & \rho\sigma_h\sigma_w \\ \rho\sigma_h\sigma_w & \sigma_w^2 \end{bmatrix} \tag{8.19}$$

其中，σ_h 和 σ_w 分别是随机误差项 $\mu_{h,it}$ 和 $\mu_{w,it}$ 的方差。ρ 则是随机误差项 $\mu_{h,it}$ 和 $\mu_{w,it}$ 的相关系数，如果 ρ 越接近 1 或 −1，说明丈夫与妻子方程的相关性越强；反之，如果 ρ 越接近 0，两个方程的相关性就越弱。除此之外，还假设 $E(\alpha_{h,i}) = E(\beta_{w,i}) = 0$ 和 $(\alpha_{h,i}, \beta_{w,i}) \perp (\mu_{h,it}, \mu_{w,it})$。具体的 Biprobit 联立方程模型估计过程如下（Nielson et al.，2004；李庆海等，2012）：

令 $\alpha_h = [\alpha_0, \alpha_1, \alpha_2, \delta, \gamma]$ 表示一组丈夫方程的待估计参数，$\beta_w = [\beta_0, \beta_1, \beta_2, \eta, \lambda]$ 表示一组妻子方程的待估计参数，$X_h = [Hyper_{h,it}, Hyper_{w,it}, N_{h,it}, M]$ 表示一组丈夫方程的解释变量，$X_w = [Hyper_{w,it}, Hyper_{h,it}, N_{w,it}, M]$ 表示一组妻子方程的解释变量，那么个体 i 在年份 t 的似然函数方程，其表达式为：

$$\begin{aligned} L_{it}(\alpha_h, \beta_w \mid X_h, X_w) &= f(\alpha_h, \beta_w \mid X_h, X_w) \\ &= Y_{h,it}Y_{w,it}\pi_{11,it}(\theta \mid X) + Y_{h,it}(1 - Y_{w,it})\pi_{10,it}(\theta \mid X) \\ &\quad + (1 - Y_{h,it})Y_{w,it}\pi_{01,it}(\theta \mid X) + (1 - Y_{h,it})(1 - Y_{w,it})\pi_{00,it}(\theta \mid X) \end{aligned} \tag{8.20}$$

其中：

$$\begin{aligned} \pi_{11,it}(\alpha_h, \beta_w \mid X_h', X_w') &= \Pr(Y_{h,it} = 1, Y_{w,it} = 1 \mid X_h', X_w') \\ &= \Phi(X_h'\alpha_h, X_w'\beta_w, \rho) \end{aligned} \tag{8.21}$$

$$\begin{aligned} \pi_{10,it}(\alpha_h, \beta_w \mid X_h', X_w') &= \Pr(Y_{h,it} = 1, Y_{w,it} = 0 \mid X_h', X_w') \\ &= \Phi(X_h'\alpha_h, -X_w'\beta_w, -\rho) \end{aligned} \tag{8.22}$$

$$\begin{aligned} \pi_{01,it}(\alpha_h, \beta_w \mid X_h', X_w') &= \Pr(Y_{h,it} = 0, Y_{w,it} = 1 \mid X_h', X_w') \\ &= \Phi(-X_h'\alpha_h, X_w'\beta_w, -\rho) \end{aligned} \tag{8.23}$$

$$\begin{aligned} \pi_{00,it}(\alpha_h, \beta_w \mid X_h', X_w') &= \Pr(Y_{h,it} = 0, Y_{w,it} = 0 \mid X_h', X_w') \\ &= \Phi(-X_h'\alpha_h, X_w'\beta_w -, \rho) \end{aligned} \tag{8.24}$$

式中，$\Phi(\cdot)$ 是二维联合正态分布函数，基于式（8.20）的似然函数表达式，可采用极大似然法进行联合估计，得到相应的参数估计结果。

8.2.2　研究样本

本章采用的数据来源于 CHNS。由于 CHNS 在 1989 年没有涉及农民的血压测量调查，本书选取剩下的八轮调查数据 1991 年、1993 年、1997 年、2000 年、2004 年、2006 年、2009 年和 2011 年作为研究样本，并将样本范围限定在有农业户口且居住在农村的受访者。同时，按照世界银行人均每天 1.25 美元的贫困线，将家庭人均净收入高于此贫困线的样本排除在外①。为了考察本人及配偶高血压病对农村夫妻劳动供给的影响，进一步剔除未婚或丧偶的个体，而只保留那些在所有调查年份都一直是在婚状态的农村夫妇作为研究对象。

8.2.3　变量说明

1. 劳动供给变量

本章考察的劳动供给因变量包括农业劳动时间和非农劳动参与：农业劳动时间通过全年农业劳动小时数的自然对数形式来衡量②；非农劳动参与是一个二元变量，如果受访者在过去一年内有从事过非农劳动活动③，则赋值为 1，否则为 0。

2. 慢性病变量

根据 2013 年的《2013 第五次国家卫生服务调查分析报告》结果，农村最常见的五种慢性病分别是高血压、糖尿病、椎间盘疾病、脑血管和胃肠炎，其中高血压的患病率占到 41.8%，是最主要的农村慢性病类别。特别对于农村贫困农户，高血压病不仅给家庭带来沉重的医疗经济负担，而且还可能对个人劳动力及工作就业方面造成损失。因此本书将有待分析的慢性病类型限定为高血压疾病，以考察高血压病对家庭劳动供给所产生的影响效应。虽然 CHNS 调

---

①　本书也对低于 2011 年国家贫困线家庭人均净收入 2300 元的样本农户进行了计量回归分析，模型估计结果与世行贫困标准比较接近，具体结果参见附表 6、附表 7 和附表 8。
②　全年农业劳动小时数的具体定义参见第 4 章节 4.1 部分。
③　非农劳动的具体定义参见第 4 章节 4.1 部分。

查问卷记录了受访者对高血压病个人疾病史的信息，但是这些记录都以自我报告形式存在，因而可能会由于部分人群有意隐瞒自身疾病情况而导致低报数据结果（Johnston et al.，2009）。因此采用 CHNS 体检问卷中有关血压测量的数据，来判定受访者是否患有高血压病，以减少个人慢性病患病情况存在主观上的测量偏差。参照约翰斯顿（Johnston et al.，2009）、雷等（Lei et al.，2012）的做法，为避免受访者在首次血压测量中因紧张情绪而导致血压读数偏高，利用第二次和第三次的血压测量数据计算其平均值，如果心脏收缩压 140mm Hg 或舒张压 90mm Hg，那么认定为高血压患者，并对其赋值为 1，否则为 0。根据本人与配偶高血压病的患病情况，本书分别采用两个虚拟变量来表示，一个虚拟变量定义为本人是否被诊断出高血压病；另一个虚拟变量定义为配偶是否被诊断出高血压病。

3. 年龄

年龄是影响身体条件的重要因素，可以表现为个人健康资本存量的折旧率（Grossman，1972）。这意味着年龄越大的农民，其健康资本的折旧率也随之增加，人的身体状况也相应变得更差，因而无法胜任更多的劳动活动。由此，可以预期，年龄对农村居民的劳动供给具体负向影响作用，不仅会降低他们的农业劳动时间，还会减小非农劳动参与的可能性。

4. 受教育程度

受教育程度反映了个人的人力资本，对劳动供给及就业有重要作用。然而，受教育水平对农业劳动和非农劳动的影响可能会不一致。这是因为，受教育程度越高，农村居民获得非农工作的机会可能更多，得到的收益回报会更大，故选择非农就业的可能性更大，而农业劳动时间则相应减少。在 CHNS 数据中，受教育程度分类包括从没上过学至硕士及以上 6 个级别。由于所考察的对象是农村贫困家庭，大学以上的样本较少。因此将受教育程度指标进行重新合并，以"小学及以下"为基准组，并划分"初中"和"高中及以上"两个对照组，每一组通过虚拟变量表示。

5. 是否参加新农合

参加新农合不仅能够在一定程度上减轻农民医疗经济负担，而且通过增加对医疗服务资源的可及性，有助于改善个人的健康水平、减小疾病发生。研究表明，新农合医疗保险可以发挥其健康效应，从而增加农民的劳动供给

（许庆，刘进，2015；陈华等，2016）。在本书中，农户是否参加新农合由一个虚拟变量来表示，赋值为 1 表示农户参加了新型农村合作医疗，否则为 0。本书预期，新农合参加农户，其农业劳动时间更多、非农业劳动参与概率更大。

6. 土地经营规模

土地经营规模通过家庭耕地面积的对数形式表示。家庭耕地面积越大意味着农业劳动任务越繁重，家庭成员所需要承担的农业活动越多，因此农民花在农业劳动方面的时间会相应越多，而参与非农劳动的概率就会越低。

7. 家中 6 岁及以下小孩数量

家中小孩数量越多，父母可能会因为需要照顾小孩生活而在一定程度上减少劳动供给（周春芳，2013）；但抚养小孩的经济压力也可能会促使父母增加他们的农业劳动时间或者积极寻求非农工作（Heath，2016）。由于父亲在挣取收入上具有相对较强的劳动能力，而母亲则更擅长照料儿童和家务劳动，可以预期，家庭小孩数量会正向影响男性劳动供给，而对女性劳动供给则有负向影响作用。

8. 村道路以是否铺过路为主要类型

在 CHNS 调查数据中，村庄道路类型包括了土路、碎砂石路以及铺过的路。与土路或碎砂石路相比，铺过路的村庄说明其道路状况较好，农民在交通上所花费的时间和金钱成本都会有所降低，因而能够更方便地参与非农经营活动；相应地，农业劳动时间可能会有所减少（邓蒙芝等，2011；杨志海等，2015）。在本书中，村庄道路类型由一个虚拟变量来表示，即如果村道路以铺过路为主要类型的，赋值为 1；相反，村道路是以土路或碎砂石路为主的，则赋值为 0。本书预期，道路以铺过路为主的农村，非农劳动参与概率更高，但家庭农业劳动时间会更少。

9. 村内是否有公共汽车站

与村庄道路类似，公共汽车站为农村居民非农就业或外出务工提供了交通便利，因而有利于促进非农就业，而农业劳动供给则有可能减少。村内是否有公共汽车站通过由一个虚拟变量反映为，如果村内设有公共汽车站，赋值为 1，否则为 0。

10. 地区和时间

由于不同地区和时期的农业劳动时间和非农劳动参与可能会存在较大差异，通过在计量回归模型中分别加入省份和年份的虚拟变量，以控制不同农业生产特点、经济发展水平及政策等宏观因素在地区和时间上所带来的差异性影响。

8.2.4　样本描述性统计分析

表 8-1 列出了按丈夫、妻子区分样本的所有变量描述性统计。在劳动供给方面，家庭妇女的全年平均农业劳动总小时数为 1232.8 小时，比男性多出 144.2 小时，这在一定程度上反映了农村农业劳动力所呈现出的女性化特征；相反，男性非农就业比例明显高于女性，而女性参与非农劳动的比例不足 10%。这主要是因为在大多数农村家庭里，男性往往是赚取家庭收入的主要劳动力，而女性则要承担着更多的家庭照料任务，因而丈夫比妻子会更有可能外出务工或从事其他非农工作，以获得更高的收入。从高血压病诊断情况来看，在农村贫困家庭中，丈夫患病率接近 20%，妻子患病率则接近 15%。该比例要高于 2013 年的中国卫生服务调查研究结果所显示的，农村男性自报告高血压患病率为 11.2%；女性为 13.4%。这可能与所选取的农村贫困家庭样本有关，因而贫困居民的高血压疾病患病率一般会相对较高；另外，本书采用的是血压测量方法记录个人的患病情况，而采取自报告形式有可能会低报数据结果。

在个人基本特征方面，丈夫平均年龄为 46.6 岁，妻子平均年龄为 44.9 岁。样本农村贫困家庭中，农民的受教育程度普遍较低，有半数以上的人群只有小学及以下的文化水平，其中男性占到 57.6%，女性达到 75.7%；相比之下，仅少数居民的受教育程度在高中及以上，其中男性占到 10.1%，而女性只有 3.9%。研究样本中农户享有新农合医疗保险的比例为 13.3%，这主要是由于贫困家庭样本在 2003 年以前占多数，而新农合项目又是在 2003 年以后才开始逐渐展开，故没有新农合的贫困家庭大多数来自新农合实施前的调查时期。在其他家庭特征方面，土地经营规模平均对数值为 0.857，家里 6 岁及以下小孩平均数量为 0.435 个。从村庄特征来看，有 45.4% 的样本农村中家庭所在村庄的交通主干道是以铺过路为主，而 46.8% 的家庭所居住的农村设有公共汽车站；但值得注意的是，仍然有一半以上贫困家庭所在农村的交通道路是由土路或碎石路组成，或者村庄内没有公共汽车站。

表 8 - 1 变量的描述性统计

变量	男性		女性	
	均值	标准差	均值	标准差
全年农业劳动小时数	1088.600	1080.300	1232.800	1184.800
全年农业劳动小时的对数	5.517	2.815	5.764	2.732
非农劳动参与	0.183	0.387	0.081	0.273
本人高血压病	0.198	0.398	0.145	0.352
配偶高血压病	0.145	0.352	0.198	0.398
年龄	46.600	14.200	44.900	13.800
小学及以下	0.576	0.494	0.757	0.429
初中	0.323	0.468	0.204	0.403
高中及以上	0.101	0.302	0.039	0.194
新农合	0.133	0.339	0.133	0.339
土地经营规模	0.857	0.964	0.857	0.964
家中 6 岁及以下小孩	0.435	0.688	0.435	0.688
村庄道路	0.454	0.498	0.454	0.498
公共汽车站	0.468	0.499	0.468	0.499

8.3 高血压病对农户夫妻劳动供给影响的实证分析

8.3.1 高血压病与农户夫妻劳动供给情况的统计描述

表 8 - 2 列出了本人及配偶高血压病患病情况下样本农户的全年平均农业劳动时间及非农劳动参与比例。从男性的劳动供给看，本人患有高血压病的全年平均农业劳动时间为 890.5 小时，比未患有高血压病的要少 250.6 小时；而本人是否患有高血压病的非农劳动参与比例变化差异不大，该比例在 17.5% 左右。对于配偶的高血压病而言，配偶患有高血压病的丈夫其全年平均农业劳动时间和非农劳动参与比例分别为 837.9 小时和 14.44%，均明显低于配偶未

患有高血压病的男性农民（农业劳动时间为 1141.1 小时，非农劳动参与比例
为 18.82%）。从女性的劳动供给看，本人患有高血压病的全年平均农业劳动
时间比未患有高血压病的减少了 493.9 小时，按每天工作 8 小时计算，一年大
约减少了 61 天的农业劳动时间；非农劳动参与比例也较未患有高血压病的下
降了 2.87%。与配偶未患有高血压病的妇女相比，对于丈夫患有高血压病的
女性来说，虽然她们的全年平均农业劳动时间减少了 353.2 小时，但其非农劳
动参与比例却增加了 1.18%，这可能是由于男性配偶患病对家庭造成的经济
压力，迫使女性寻求非农工作从而获得较好的收入以缓解疾病对家庭的经济冲
击。以上结果初步显示，不仅本人的高血压病会使得自己农业劳动时间有所减
少，配偶的患病状况同样也会对自身的农业劳动供给产生负面作用。为进一步
验证该结果，在接下来的分析中采用计量经济模型估计并检验本人及配偶高血
压病对贫困家庭劳动供给的影响。

表 8 - 2　　　　　　　　　农户夫妻高血压病与劳动供给情况

组别	男性		女性	
	农业劳动时间 （小时）	非农劳动参与 比例（%）	农业劳动时间 （小时）	非农劳动参与 比例（%）
本人未患有高血压病	1141.10	17.49	1314.60	8.28
本人患有高血压病	890.50	17.73	820.70	5.41
配偶未患有高血压病	1128.10	18.82	1279.10	7.75
配偶患有高血压病	837.90	14.44	925.90	8.93

8.3.2　高血压病对农户夫妻劳动供给影响的估计结果

表 8 - 3 报告了农户夫妻方程关于高血压病及其他影响因素对农业劳动时
间和非农劳动参与的估计结果。另外，为证明联立方程模型比单方程模型更能
反映夫妻高血压病与劳动供给的关系，表 8 - 3 也给出了夫妻农业劳动时间供
给方程间是否相互独立的 Breusch - Pagan 检验以及非农劳动参与的 Biprobit 夫
妻方程独立性 Wald 检验。结果显示，Breusch - Pagan 和 Wald 的检验值均大于
$\chi^2(1)$ 在 1% 显著性水平下的临界值 6.637，故应当拒绝夫妻方程间相互独立
的原假设，因此采用联立方程模型比单方程模型更加合理。

由表 8 - 3 估计结果可知，本人患有高血压病对男性农业劳动时间和非农
劳动参与的影响没有通过 5% 的显著性水平，但显著降低了女性的农业劳动时

间供给和非农劳动参与概率。这说明高血压病对贫困农户夫妻的劳动供给影响存在性别差异。这可能是因为男性的身体条件及抵抗力相较于女性更强,在面对高血压病困扰时其劳动供给所受到的影响较小,因此高血压病对农村女性劳动供给的负面影响作用要强于家庭男性成员。由表8-2的统计描述性分析也可以看出,在本人患有高血压病情况下,女性全年平均农业劳动时间比男性少了近70小时,减小幅度比男性高15.7%;非农劳动参与比例也比男性低了12.32%。

根据分析可知,家庭夫妻的劳动供给还会受到配偶患病情况的影响。表8-3结果显示,配偶高血压病变量对夫妻农业劳动时间方程的影响系数均为负值。这说明配偶高血压病使得其丈夫或妻子的农业劳动时间供给有所减少,但它对男性农业劳动时间的影响程度比女性要小且在统计上不显著,相反显著降低了女性的农业劳动时间供给。其原因可能是家庭内不同成员对家务和工作劳动存在各自的分工角色,男性往往是承担家庭农活及赚取收入的主要劳动力,即便是配偶患有高血压病也仍需付出一定的劳动来维持家庭的收入来源;而女性则是更多地负责家庭日常劳务和儿童照料,当配偶患病时需要对患病者进行家庭照顾以及承担更多的家务劳动,因而会减少自身的农业劳动时间供给。

表8-3　　　　　　　　　　高血压病对农户夫妻劳动供给的影响

解释变量	农业劳动时间		非农劳动	
	丈夫方程	妻子方程	丈夫方程	妻子方程
本人高血压病	- 0. 224 * (0. 120)	- 0. 394 *** (0. 128)	0. 092 (0. 076)	- 0. 242 ** (0. 117)
配偶高血压病	- 0. 148 (0. 137)	- 0. 285 ** (0. 112)	- 0. 012 (0. 090)	0. 079 (0. 092)
年龄	- 0. 012 *** (0. 004)	- 0. 019 *** (0. 004)	- 0. 021 *** (0. 003)	- 0. 009 *** (0. 003)
初中	- 0. 274 *** (0. 086)	- 0. 371 *** (0. 093)	0. 196 *** (0. 062)	0. 407 *** (0. 083)
高中及以上	- 0. 841 *** (0. 131)	- 0. 441 ** (0. 178)	0. 447 *** (0. 086)	0. 404 *** (0. 145)
新农合	0. 657 ** (0. 260)	0. 773 *** (0. 241)	- 0. 030 (0. 147)	- 0. 120 (0. 178)

续表

解释变量	农业劳动时间		非农劳动	
	丈夫方程	妻子方程	丈夫方程	妻子方程
土地经营规模	1.146 *** (0.056)	0.914 *** (0.052)	-0.426 *** (0.040)	-0.381 *** (0.050)
家中 6 岁及以下小孩	-0.083 (0.070)	-0.152 ** (0.065)	-0.029 (0.045)	-0.049 (0.057)
村庄道路	-0.442 *** (0.096)	-0.382 *** (0.089)	0.241 *** (0.062)	0.365 *** (0.079)
公共汽车站	-0.575 *** (0.091)	-0.468 *** (0.085)	0.122 * (0.062)	-0.032 (0.079)
常数项	7.539 *** (0.222)	8.080 *** (0.199)	-0.293 (0.504)	-0.832 (0.512)
省份和年份虚拟	是	是	是	是
Breusch – Pagan/Wald test	974.88 ***		184.48 ***	
样本观测个数	2725	2725	3240	3240

注: * 表示 10% 的统计显著性、** 表示 5% 的统计显著性、*** 表示 1% 的统计显著性；括号内估计结果为稳健标准误。

对于非农劳动参与来说，配偶高血压病变量在夫妻两个方程的影响系数均不显著。这可能是由于非农劳动的经济收入一般较高，夫妻对患病配偶的家务劳动替代效应可能被非农工作的收入效应所抵消；同时，配偶高血压病的医疗负担也使得其夫妻需要通过非农劳动来获得更好的收入来弥补配偶和家庭在经济上的损失。因此农村夫妻的非农劳动参与受到其配偶高血压病的负面影响并不十分明显。

从个人特征变量的影响来看，年龄变量对家庭夫妻农业劳动时间和非农劳动参与的影响显著为负，即年龄较大的农村居民农业劳动时间供给较少、参与非农劳动的可能性较低，与预期相符。"初中""高中及以上"的受教育程度变量对个人农业劳动时间和非农劳动参与有显著影响作用，但影响方向不同。具体来说，随着受教育水平提高，夫妻的农业劳动时间供给显著减少，而非农劳动参与概率则显著增加。这说明提高个人人力资本有助于促进贫困家庭非农就业，从而帮助他们实现脱贫。

在家庭特征方面，新农合显著增加了贫困农户的农业劳动时间，说明参合户的农业劳动供给较非参合户更多。土地经营规模变量对夫妻农业劳动时间的影响显著且系数为正，家里耕地面积越大，家庭成员所承担的农活会更多；相反，土地经营规模显著负向影响个人的非农劳动参与，土地规模越小，夫妻参与非农劳动的概率越高，这与理论预期是一致的。家中 6 岁及以下小孩数量对女性农业劳动时间的估计系数显著为负，说明家中小孩越多，妇女的家务劳动及小孩照料可能会增加，因而农业劳动供给减少。

在村庄特征方面，村庄道路变量对农户农业劳动时间的影响显著为负，而对非农劳动参与的影响显著为正，这说明村庄道路状况较好的农村其家庭成员参与非农劳动的可能性更高，而农业劳动时间则相对较少，与预期相符。统计结果也表明，在村庄道路以铺过为主的村庄农户，夫妻非农劳动参与比例分别比村道路为土路或碎石路的高出 6.5% 和 6.1%；夫妻农业劳动时间则分别少305.3 小时和 373.1 小时。其中的原因可能是，较好的村庄道路有利于减少贫困农户从事非农经营活动或外出务工的交通成本，从而方便了农村居民非农劳动参与。公共汽车站同样显著地减少了家庭的农业劳动时间供给。样本统计结果也显示，在设有公共汽车站的村庄农户，夫妻农业劳动时间分别比没有汽车站的少 283.9 小时和 296.6 小时。

8.3.3 高血压病影响农户夫妻劳动供给的年龄差异

表 8-4 结果显示，各回归方程的 $\chi^2(1)$ 统计值均在 1% 的统计水平上显著，说明采用联立方程模型进行估计是合理的。从 45 岁以下的人群来看，本人所患高血压病对夫妻农业劳动时间和非农劳动参与的影响均不显著；而对于 45 岁及以上的，本人高血压病显著减小了女性的农业劳动时间供给和非农劳动参与概率，但对农村男性的影响并不显著。这表明，高血压病对农村女性劳动供给的影响存在年龄差异。造成这一结果的原因可能在于中老年人与较年轻者在身体素质上的差异，即同样遭受高血压病，中老年妇女更有可能会直接退出劳动，而年龄较小者则可能仍能承受疾病困扰继续从事相应的农业或非农劳动（杨志海等，2015）。在配偶患高血压病方面，农村 45 岁以下夫妻的农业劳动时间和非农劳动参与均没有因配偶患有高血压病而发生显著变化；而对于 45 岁及以上的中老年而言，配偶高血压病仅显著降低女性的农业劳动时间，但对男性劳动供给和女性非农劳动的影响不显著。其原因可能是，农村中老年妇女大都以家庭农活为主，且她们的患病配偶可能比年龄较小者更需要家庭照顾，因此配偶高血压病对中老年妇女的农业劳动时间的负向影响更大。

表 8 - 4　　　　　　高血压病影响农户夫妻劳动供给的年龄分组估计

解释变量	年龄在 45 岁以下				年龄在 45 岁及以上			
	农业劳动时间		非农劳动		农业劳动时间		非农劳动	
	丈夫方程	妻子方程	丈夫方程	妻子方程	丈夫方程	妻子方程	丈夫方程	妻子方程
本人高血压病	-0.252 (0.191)	-0.342 (0.220)	0.017 (0.130)	-0.048 (0.207)	-0.221 (0.151)	-0.382 ** (0.157)	0.171 (0.151)	-0.319 ** (0.145)
配偶高血压病	-0.083 (0.247)	-0.126 (0.170)	0.132 (0.164)	-0.056 (0.162)	-0.169 (0.164)	-0.324 ** (0.145)	0.077 (0.160)	0.137 (0.116)
年龄	0.017 (0.010)	0.040 *** (0.009)	0.015 ** (0.008)	0.015 (0.009)	-0.035 *** (0.007)	-0.054 *** (0.007)	-0.040 *** (0.006)	-0.014 ** (0.006)
初中	-0.268 *** (0.099)	-0.389 *** (0.094)	0.216 *** (0.082)	0.428 *** (0.107)	-0.281 ** (0.142)	-0.337 * (0.183)	0.166 (0.104)	0.339 ** (0.146)
高中及以上	-0.776 *** (0.143)	-0.518 *** (0.171)	0.522 *** (0.112)	0.321 * (0.176)	-0.852 *** (0.242)	-0.451 (0.430)	0.295 * (0.151)	0.742 ** (0.292)
新农合	0.362 (0.528)	0.376 (0.470)	-0.239 (0.275)	-0.242 (0.318)	0.670 ** (0.312)	0.899 *** (0.299)	0.180 (0.189)	0.031 (0.235)
土地经营规模	0.990 *** (0.071)	0.760 *** (0.063)	-0.482 *** (0.056)	-0.367 *** (0.069)	1.199 *** (0.082)	0.864 *** (0.078)	-0.434 *** (0.063)	-0.449 *** (0.083)
家中 6 岁及 以下小孩	0.110 (0.085)	0.097 (0.075)	0.046 (0.060)	-0.040 (0.080)	-0.164 (0.123)	-0.094 (0.118)	0.123 (0.084)	0.139 (0.099)
村庄道路	-0.376 *** (0.124)	-0.315 *** (0.110)	0.159 * (0.085)	0.359 *** (0.108)	-0.512 *** (0.140)	-0.456 *** (0.134)	0.293 *** (0.101)	0.358 *** (0.127)
公共汽车站	-0.431 *** (0.114)	-0.320 *** (0.102)	0.127 (0.086)	-0.012 (0.111)	-0.634 *** (0.134)	-0.546 *** (0.128)	0.106 (0.097)	-0.059 (0.122)
常数项	6.208 *** (0.420)	5.754 *** (0.354)	-1.895 ** (0.749)	-1.930 ** (0.776)	8.946 *** (0.447)	9.953 *** (0.403)	0.559 (0.808)	-0.488 (0.819)
省份和年份 虚拟	是	是	是	是	是	是	是	是
Breusch - Pa- gan/Wald test	502.300 ***		87.300 ***		485.200 ***		84.600 ***	
样本观测个数	1373	1373	1543	1543	1445	1445	1587	1587

　　注：* 表示 10% 的统计显著性、** 表示 5% 的统计显著性、*** 表示 1% 的统计显著性；括号内估计结果为稳健标准误。

8.4 配偶高血压病影响农户夫妻农业
劳动时间的中介效应检验

估计结果的一个重要发现是，配偶高血压病对女性农业劳动时间供给有显著的负向影响。根据理论模型分析，为照顾患病配偶，已婚女性为此需要增加家务劳动时间，而家务时间又会对农业劳动时间供给产生挤出效应。为验证这一潜在的影响机制，下面通过构建中介效应计量模型进行分析。CHNS 数据分别记录了关于个人为家庭购买食品、为家人做饭、洗（熨）衣服、清扫房间平均每天所花的时间，将对这些家务劳动时间进行加总并换算成全年总小时数，以便与农业劳动时间相对应。基于配偶高血压病、家务劳动时间与农业劳动供给之间的因果关系，完整的中介效应模型是由以下四个方程式构成的联立方程组：

$$Housework_{h,it} = l_0 + l_1 Hyper_{w,it} + l_2 Hyper_{h,it} + N'_{h,it}\nu + M'\varphi + \mu_{h,it} \quad (8.25)$$

$$Labor_{h,it} = \alpha_0 + \alpha_1 Housework_{h,it} + \alpha_2 Hyper_{h,it} + N'_{h,it}\delta + M'\gamma + \varepsilon_{h,it} \quad (8.26)$$

$$Housework_{w,it} = k_0 + k_1 Hyper_{h,it} + k_2 Hyper_{w,it} + N'_{w,it}\pi + M'\omega + \mu_{w,it} \quad (8.27)$$

$$Labor_{w,it} = \beta_0 + \beta_1 Housework_{w,it} + \beta_2 Hyper_{w,it} + N'_{w,it}\eta + M'\lambda + \varepsilon_{w,it} \quad (8.28)$$

其中，$Housework$ 是家务时间变量，通过全年家务劳动总小时数的对数来衡量。可以看出，个人家务时间 $Housework$ 不但会受到其配偶高血压病的影响，同时又决定了自身的农业劳动时间，即该变量是配偶高血压病影响个人农业劳动时间的中介变量，因而在模型中具有内生性，为此联立方程模型采用 3SLS 方法进行估计。其他关于个人、家庭及外部环境特征的控制变量与前文一致，如表 8-5 所示。

表 8-5　　　高血压病、家务时间和农业劳动时间的联立方程估计

解释变量	丈夫 家务时间	丈夫 农业劳动时间	妻子 家务时间	妻子 农业劳动时间
配偶高血压病	-0.158 (0.153)	— —	0.155 ** (0.063)	— —
家务时间	— —	-0.451 (0.455)	— —	-1.886 *** (0.713)
本人高血压病	-0.048 (0.136)	-0.287 ** (0.121)	-0.131 (0.104)	-0.526 ** (0.232)

续表

解释变量	丈夫 家务时间	丈夫 农业劳动时间	妻子 家务时间	妻子 农业劳动时间
年龄	0.003 (0.005)	-0.012 *** (0.004)	-0.011 *** (0.003)	-0.041 *** (0.010)
初中	0.188 (0.119)	-0.152 (0.125)	-0.049 (0.092)	-0.526 *** (0.186)
高中及以上	0.452 ** (0.182)	-0.564 ** (0.244)	0.102 (0.183)	-0.230 (0.362)
新农合	0.526 (0.348)	0.880 ** (0.403)	0.565 ** (0.233)	1.749 *** (0.632)
土地经营规模	-0.086 (0.063)	1.041 *** (0.070)	0.083 ** (0.042)	0.966 *** (0.106)
家中 6 岁及以下小孩	0.029 (0.077)	-0.071 (0.073)	-0.027 (0.051)	-0.193 * (0.110)
村庄道路	-0.624 *** (0.109)	-0.689 ** (0.301)	-0.090 (0.073)	-0.528 *** (0.165)
公共汽车站	-0.088 (0.101)	-0.508 *** (0.103)	0.194 *** (0.068)	-0.049 (0.200)
常数项	2.173 *** (0.257)	8.474 *** (1.041)	6.280 *** (0.165)	19.921 *** (4.486)
省份和年份虚拟	是	是	是	是
Breusch – Pagan	920.800 ***			
R^2	0.128	0.098	0.069	-1.295
样本观测个数	2553	2553	2553	2553

注：* 表示 10% 的统计显著性、** 表示 5% 的统计显著性、*** 表示 1% 的统计显著性；括号内估计结果为稳健标准误。

表 8-5 报告了农村夫妻高血压病、家务时间和农业劳动时间的 3SLS 联立方程估计结果。首先，配偶高血压病对中介变量家务时间的影响存在性别差异，即配偶高血压病对男性家务劳动的影响不显著，而显著增加了女性的家务劳动时间。这一点可以从理论上得到解释为，首先，由于男性在收入上有比较优势，这使得他们将大多数时间和精力都投入在市场上的劳动，因而其家务劳动受配偶高血压病的影响相对较小；而已婚女性更擅长家务事，在配偶患病情况下，她们将会承担更多的家务劳动。其次，家务时间对男性农业劳动的估计系数不显著，而对女性农业劳动时间有显著的负向影响。该结果说明家务时间

的增加不显著改变男性劳动供给行为，却会显著减少女性的农业劳动时间。其原因可能在于农村妇女在贫困家庭中往往肩负家庭内部事务和农业生产的双重角色，因而当承担了更多家务劳动时，相应的农业劳动供给就会明显减少。综合来看，在配偶高血压病的影响下，家务劳动对已婚女性农业劳动具有明显替代效应，即配偶所患的高血压病通过增加女性家务劳动时间，进而显著降低了她们的农业劳动供给。这说明，家务劳动是配偶高血压病影响贫困农户妇女农业劳动时间的一个重要途径。

8.5 高血压病贫困患者的医疗服务利用分析

本章进一步分析农村高血压病贫困患者的医疗服务利用特征及其新农合参与、性别差异，以期在精准扶贫的背景下为改善农民健康水平提供相关政策建议。本部分分析的医疗服务利用类别包括：过去四周是否接受健康体检、是否服用高血压降压药、过去四周是否看过门诊、过去四周是否曾住院治疗。表8-6分别列出了高血压病患者的新农合参与情况及各项医疗服务利用。

表8-6　　　　　　　高血压病贫困患者的各项医疗服务利用

医疗服务利用类别	参合户		非参合户	
	男性	女性	男性	女性
接受健康体检比例（%）	4.76	6.38	3.41	1.47
服用降压药比例（%）	19.05	36.17	8.41	11.31
门诊看病比例（%）	24.22	20.91	10.56	11.41
住院治疗比例（%）	4.17	4.96	1.33	0.98
样本观测个数	168	141	528	407

从统计结果来看，参合家庭男性患病者接受健康体检的比例占到4.76%，比非参合户男性患病者高出1.35%；而参合户女性患病者参加过健康体检的比例占到6.38%，比非参合户女性患病者高出4.91%。在服用降压药方面，参加新农合的男性和女性患者使用药物治疗的比例分别为19.05%和36.17%；相比之下，非参合户家庭成员的降压药使用比例则低了很多。类似的结果也在门诊看病方面有所体现，结果显示分别有24.22%的参合男性患者和20.91%

的参合女性患者有到过医疗机构门诊就医；而非参合户的男性和女性患者门诊看病的比例分别为 10.56% 和 11.41%。另外，参合户的男性和女性患者住院治疗的比例分别为 4.17% 和 4.96%，均高于非参合户的家庭患病成员。

从以上结果可以看出，农村贫困家庭高血压患病者的医疗服务利用呈现以下几个特征。第一，男性高血压患病者的大多数医疗服务利用状况与女性患病者比较一致，各项医疗服务使用程度没有呈现出较大的性别差异。第二，对新农合参加农户来说，其家庭高血压患病成员的各项医疗服务使用比例均高于非参合户的患病者。这意味着新农合医疗保险在一定程度上促进了高血压病贫困患者对医疗服务的利用，这有助于改善他们的健康状况，从而减少因病致贫的风险。第三，参合户高血压病贫困患者的各项医疗服务利用比例仍然较低，尤其是参加健康体检的比例不足 7%，而住院治疗比例不足 5%。其可能的原因是由于新农合医疗报销水平较低、补偿范围比较有限，因而在很大程度上仍然限制了大部分贫困患者对医疗服务资源的充分利用。

8.6　本章小结

本章针对农村贫困居民，从理论和实证上分析了高血压病对自己和配偶劳动供给的影响。从理论分析结果来看，高血压病不仅会影响自己的劳动力供给状况，而且还会影响配偶的劳动供给。其中，高血压病对配偶劳动供给的影响作用既有来自配偶家务劳动对市场劳动的替代效应导致配偶市场劳动供给减少，也有来自配偶为弥补因疾病导致家庭经济损失而增加劳动供给的收入效应，因而高血压病对配偶劳动供给的最终影响结果取决于以上两种效应的竞争关系。从实证分析结果来看，不仅本人高血压病会显著减少农村已婚女性农业劳动供给，而且配偶高血压病也对妇女农业劳动供给有显著负向影响作用。在对配偶高血压病影响女性农业劳动供给的中介效应检验中，结果表明，在配偶高血压病的影响下，家务劳动对已婚女性农业劳动具有明显替代效应，即配偶所患的高血压病通过增加女性家务劳动时间，进而显著降低了她们的农业劳动供给。这说明，家务劳动负担增加是配偶高血压病导致贫困农户妇女农业劳动时间减少的一个重要途径。

第 *9* 章

研究结论与政策建议

9.1 主要研究结论

随着新型农村合作医疗保险制度的建立，我国农村地区的医疗保障事业发展进入到一个新阶段，农民的就医需求和健康都得到了一定保障。特别是在近年来农村劳动力老龄化趋势加大、精准扶贫工程不断深化的背景下，新农合开始在提高劳动效率、推进健康扶贫等促进农村经济发展方面担当起重要角色。有鉴于此，基于健康需求理论、劳动供给理论、福利经济学理论以及贫困理论等经济学理论基础，结合中国健康与营养调查数据（CHNS），采用倍差法、工具变量、生存分析、联立方程等计量回归模型，实证分析了新农合制度对农村劳动供给和贫困缓解的影响作用，并进一步分析考察了高血压病对贫困农户劳动供给模式造成的冲击，以及高血压病贫困患者的医疗服务利用情况，得到了以下主要研究结论。

9.1.1 新农合政策对农村劳动力的改善发挥了积极作用

本书在家庭时间分配理论基础上，纳入格罗斯曼健康生产函数，从而构建出一个新古典的农户家庭生产决策模型。通过最优化求解，推导出农民的农业劳动和非农劳动供给函数方程。以农业劳动供给为例，通过比较静态分析得出，新农合对农业劳动供给的影响效应最终取决于以下竞争关系：如果新农合的健康效应对农业生产方面所发挥的作用强于该健康效应给农民闲暇消费带来的效用增加，那么参合农民将做出增加农业劳动供给的决策；相反，如果在农业生产方面的影响作用较小并低于新农合健康效应给农民带来的闲暇效用,那么农民将选择闲暇消费,因而减少农业劳动供给。同理,新农合对非农劳动供给的最终影响结果也取决于上述两种影响作用的竞争关系。

在实证分析方面,本书使用倍差法的线性模型估计并进行了反事实检验。结果显示,新农合的实施显著增加了农民的农业劳动供给时间和非农劳动参与概率;与非参合者相比,参合者退出劳动力市场的概率和因病不能工作的时间要明显更低。因此新农合对我国农村劳动力供给起到了正向影响作用,这有利于促进农村经济和农业发展;同时劳动供给的增加特别是非农劳动参与的增加,有助于提高农户的收入水平,从而降低贫困发生的风险,而且也对加快城镇化进程有促进作用。进一步通过工具变量、面板固定效应、两部分模型等多种方法对内生性和样本选择问题进行校正后,所得结果的系数大小、符号及显著程度均与倍差法估计十分接近,说明本书的实证分析结果是稳健的。

9.1.2 新农合对农村劳动供给的影响因不同群体特征存在一定差异

本书进一步探讨了不同群体特征下新农合的劳动供给影响效应。从性别上看,新农合显著增加了男性农业劳动供给时间,而对女性农业劳动时间的影响不显著;类似的发现在劳动力退出方面也有所体现,新农合显著减少了男性退出劳动力市场的概率,而对女性劳动力退出的影响不显著。其原因可能是,女性除了从事农活外还需负责比男性更多的家务劳动,因而新农合的健康效应对女性在农业生产方面的影响作用要比男性更小,甚至有可能低于新农合健康效应对女性闲暇消费的影响,换言之,女性农民参合后更倾向选择闲暇或家务劳动,而不是增加劳动供给,因此新农合对女性劳动供给的影响效应相对较弱,且影响不显著。

从年龄上看,新农合对 50 岁以下农民农业劳动供给的影响不显著;而对于 50 岁及以上的农村中老年人,他们参加新农合后显著增加了自己的农业劳动时间。其主要原因在于因农村中老年人身体健康状况一般较弱,导致了对医疗保健服务的刚性需求,而且农村中老年人大都以从事农业生产活动为主,因而新农合的健康效应会对他们的农业劳动产生较强影响,劳动力改善效果也因此更为明显。该结论也对我国农村劳动力呈现老龄化特征后如何保障农业生产发展具有重要启示意义。

从健康状况上看,一个重要发现是,新农合显著降低了健康状况较差者因病不能工作的时间，这在一定程度上验证了本书的理论假设，即新农合通过改善农民健康从而提高了农民的劳动供给效率。另外，对于健康状况较差的农民，他们参加新农合后的非农劳动参与概率显著增加了 8.1%，而农业劳动供给时间也有所增加，尽管没有通过显著性检验。总体上看，新农合对健康较差农民的劳动供给有比较明显促进作用，体现了新农合的社会公平性。

从收入分组估计结果看，新农合对低收入家庭的农业劳动供给时间和非农劳动参与概率均有显著的正向影响作用，并且显著减少了低收入者因病不能工作的时间。这将有助于提高低收入家庭的收入和经济生活水平，从而增加低收入农民收入向上流动的可能性。

9.1.3 从长期来看，新农合有助于减小农户因病致贫的风险

采用生存分析方法考察了新农合制度对农户贫困的长期影响作用。以世界银行人均每天 1.25 美元的贫困线为例，Kaplan - Meier 生存曲线显示，对于新农合参加农户而言，受到健康冲击和未受到健康冲击农户所面临的贫困风险都比较低，且二者没有显示出较大差异；而对于非参合户来说，遭受健康冲击的家庭其面临的贫困风险要明显高于未遭受健康冲击的家庭。进一步采用离散型时间 cloglog 风险模型进行估计，结果显示，虽然健康冲击显著增加了农户陷入贫困状态的风险概率，但新农合对健康冲击的致贫风险具有明显缓解作用。这说明新农合显著降低了农户因病致贫的风险概率，在防止农户因病致贫方面起到重要作用，因此新农合重点解决好农民因病致贫、返贫问题的政策目标得到实现。同时也采用国家贫困线和多维贫困标准进行稳健性检验，其估计结果均与世行贫困线分析结果大致相同。从其他影响因素来看，农民受教育程度越高，家庭面临的贫困风险越小；非农劳动参与是减小农户贫困风险的重要途径；而良好的农村交通道路状况也有利于农民与外部市场的信息和技术交流，从而避免陷入贫困状态。

9.1.4 农村交通状况不佳、医疗服务供给不足会限制新农合的健康扶贫作用

从总体上看，新农合有效遏制了农户的因病致贫，基本实现了解决农民因病致贫、返贫问题的政策目标。然而，由于我国经济发展不平衡，不同农村地区的交通基础设施、医疗服务供给仍然存在较大差异，农民面临的就医环境、

成本及可及性也会有所不同，因而很可能导致新农合对农户贫困的缓解效果也会因农村交通状况、医疗服务供给而呈现较大差异。从交通状况上看，在以土路或碎砂石路为主或没有设置公共汽车站点的农村地区，新农合对农户因病致贫的缓解作用不显著；而对于有铺过路或设有公共汽车站的农村来说，新农合显著减少了农户因病致贫的风险概率。这表明，良好的农村交通环境确保了新农合反贫效果的实现；但对于那些交通不方便的农村，新农合对因病致贫的缓解效果并不明显。从医疗服务供给上看，对于床位数或医务人员数比较缺乏的农村而言，新农合对因病致贫的缓解作用不显著；而在床位数或医务人员数比较充裕的农村地区，新农合显著减少了农户因病致贫的风险概率。由此可见，较差的农村交通状况和较少的医疗服务供给均不利于新农合政策对贫困缓解的实施效果，因而也会限制新农合在进行农村健康扶贫方面所发挥的作用。因此，如何改善当地农村公共服务，确保新农合目标的顺利实施，成为需要重点解决的问题之一。

9.1.5　农村贫困家庭女性的农业劳动供给会因配偶患有高血压病而显著减少

针对农村地区的贫困家庭，考察了高血压病对农户夫妻劳动供给模式的影响。理论模型分析结果表明，个人的劳动供给行为会因配偶患有高血压病而有所变化，但最终影响结果取决于配偶高血压病替代效应和收入效应的相互竞争关系。由于家庭夫妻劳动供给决策具有相互影响的内在相关性，采用联立方程组模型估计本人和配偶高血压病对自己农业劳动供给时间和非农劳动参与的影响。结果显示，在妻子的农业劳动供给方程中，除了本人的高血压病对自己的农业劳动供给时间有显著负向影响外，配偶的高血压病也会显著降低自己的农业劳动供给时间。而配偶高血压病对丈夫的农业劳动供给和非农劳动参与的影响均不显著。另外，配偶高血压病对女性农业劳动供给的影响还存在年龄差异，年龄在45岁及以上女性的农业劳动供给时间更容易受到配偶高血压病的负面影响；而年龄较小者的女性劳动者受到的影响则不明显。进一步研究发现，在配偶高血压病的冲击影响下，家务劳动对农村女性农业劳动生产具有显著替代效应，即配偶高血压病提高了农村女性家务劳动的影子工资率，使得她们减少了自己的农业劳动供给。这意味着，在贫困农村家庭中，配偶的高血压病问题会大大增加女性群体的家庭照料负担，进而对农村妇女的农业劳动生产产生了抑制作用。该研究结论为今后我国制定有关家庭照料者支持政策及保障农业劳动供给政策提供了依据。

9.1.6 新农合在一定程度上促进了高血压病贫困患者的医疗服务利用，但利用水平仍然较低

通过统计结果分析，参加新农合的高血压病贫困患者在接受健康体检、服用降压药、门诊看病以及住院治疗等医疗服务利用方面的使用比例均高于非参合户的贫困患者。新农合医疗保险对高血压病贫困患者的医疗服务的利用起到一定促进作用，这有助于改善他们的健康状况，从而减小因病致贫的风险。然而，参合户高血压病贫困患者的各项医疗服务利用比例仍然较低，尤其是参加健康体检的比例不足7%，而住院治疗比例则低于5%。其可能的原因是由于新农合医疗报销水平较低、补偿范围比较有限，因而在很大程度上仍然限制了大部分贫困患者对医疗服务资源的充分利用。因此，如何提高农村贫困农民尤其是患病人群的医疗服务利用水平是新农合政策不可忽视的问题。

9.2 政 策 建 议

根据研究结论提出以下政策建议，为进一步完善新农合制度、促进农村经济增长和农业发展提供借鉴。

9.2.1 加强新农合对农村中老年人和低收入者的保障力度

随着新农合的筹资金额和报销比例不断提高，新农合面临的财政压力也将越来越大。考虑到有限的财政资金，可以针对不同群体提供不同层次的医疗保障，重点提高农村老年人和低收入者等弱势群体的医疗补偿水平和医疗服务质量，进而改善他们的身体健康状况。与此同时，为了能够激发这部分人群的劳动生产能力，可以尝试将农业劳动时间、非农就业与新农合直接挂钩，使得享有高质量医疗保障的农村老年人和低收入者同时也能够保证积极、有效的劳动供给。除此之外，也应当努力构建适合我国农村老年人和低收入者的社会医疗保障体系，从而更好地解决这部分人的健康和医疗负担问题。为此，可以借鉴美国政府主导下的两大公共医疗保险项目 Medicare 和 Medicaid，前者主要承担

老年人的医疗保健费用，后者主要应付低收入家庭的医疗报销。这是有关老年人和低收入家庭医疗保障制度的成功案例。

9.2.2　改善农村交通环境，增加农村的医疗服务资源，使新农合与农村交通设施、卫生服务体系有效衔接

为了确保新农合健康扶贫工作的顺利展开，充分实现对农户因病致贫的缓解作用，有必要对交通基础设施较为落后、医疗服务资源供给不足的农村地区进行相应改善。其一，加强农村道路基础设施建设，形成方便快捷的农村公路网络，从而提高新农合参加农民的就医便利性，减轻参合农民在交通方面的就医成本。其二，需加大对农村医疗机构的财政支持力度，增强农村基层医疗卫生服务的供给能力，以满足参合农民的医疗服务需求，让参合农民尽可能地在本村或本乡镇进行看病治疗，从而减少参合农民对县及县以上医疗机构的过度利用以及额外的异地就医成本；其三，需进一步完善医疗服务供给方的有效激励制度，提高农村医疗服务水平和质量，使患病农民及时获得到有效治疗，从而最大限度发挥出新农合对农民健康和经济的保障作用。

9.2.3　建立起以家庭为基础的农村高血压病管理模式，增强对高血压病的保障

由于高血压病的病程较长，患者需要长期照顾治疗。而在大多数农村地区，乡镇医疗机构较少，医疗服务资源不足，因而许多农村高血压患者的预防和卫生保健活动基本是长期在家中进行，这必然是需要依靠家庭其他成员的帮忙和照料。本书研究结果就表明，男性农民患有高血压病会显著增加妻子在家里的家庭劳务时间，因而加重了农村妇女的家庭照料负担，不利于农村妇女从事其他劳动生产活动。为了减轻患病者的家庭负担、缓解高血压病患者病情，应建立起以家庭为基础的农村高血压病管理和服务模式，在乡村家庭医生与农民签订家庭医疗服务模式下，通过家庭医生定期上门提供医疗服务，使高血压病患者能够获得持续、连贯有效的治疗和预防指导，得到更好的自我管理和风险控制等健康教育，从而促进疾病的有效治疗、迅速康复。同时，也可以考虑将家庭医生上门服务模式纳入新农合对高血压病的保障范围，减轻患者的医疗经济负担，增加医疗服务的可及性。

9.2.4 提高新农合对健康体检等预防性医疗服务水平

本书结果显示，高血压病贫困患者的医疗利用程度普遍不高，特别是参加健康体检的农民比例非常低。为此，一方面，需要大力宣传预防性体检对健康的重要性，增强农民的健康保健意识，从而更好地引导农民积极参加健康体检，使农民可以对高血压等慢性病"做好预防、提早发现、及时治疗"，降低不必要的医疗费用及潜在健康风险；另一方面，可以将健康体检等预防性医疗保健服务纳入新农合的医疗保障范围，增加参合者特别是贫困农民对预防性医疗服务的可及性，这有利于提高农村居民的健康水平。

附　录

附录 A　新农合对劳动供给影响的估计

附表1　　　　　　剥除个人新农合缺失值后新农合对劳动供给的影响估计

解释变量	农业劳动时间	非农劳动	劳动力退出	因病不能工作
参合组×考察期	0.195 *** (0.075)	0.090 *** (0.019)	−0.079 *** (0.020)	−0.116 ** (0.052)
参合组	−0.217 *** (0.036)	−0.051 *** (0.012)	−0.007 (0.011)	0.007 (0.032)
考察期	−0.553 *** (0.059)	−0.022 (0.014)	0.146 *** (0.015)	0.097 ** (0.038)
年龄	−0.005 ** (0.002)	−0.006 *** (0.000)	0.011 *** (0.001)	0.001 (0.001)
小学	−0.043 (0.040)	0.032 *** (0.012)	0.024 * (0.013)	−0.019 (0.034)
初中	−0.152 *** (0.049)	0.079 *** (0.014)	0.059 *** (0.013)	−0.013 (0.037)
高中及以上	−0.128 ** (0.064)	0.221 *** (0.021)	0.063 *** (0.017)	−0.014 (0.049)
女性	0.172 *** (0.034)	−0.122 *** (0.010)	0.135 *** (0.009)	−0.014 (0.026)
在婚	0.030 (0.085)	0.055 *** (0.020)	−0.044 ** (0.022)	0.102 * (0.056)
丧偶	−0.089 (0.105)	0.073 *** (0.024)	0.071 ** (0.028)	0.145 ** (0.070)

续表

解释变量	农业劳动时间	非农劳动	劳动力退出	因病不能工作
健康一般	0.042 (0.035)	-0.025 ** (0.010)	0.015 (0.010)	0.080 *** (0.028)
健康差	0.090 (0.066)	-0.054 *** (0.017)	0.048 ** (0.021)	1.009 *** (0.053)
严重疾病	-0.083 (0.119)	-0.013 (0.035)	0.095 ** (0.046)	2.867 *** (0.111)
小孩数量	-0.068 * (0.036)	0.001 (0.010)	0.014 (0.010)	-0.007 (0.027)
耕地面积	0.233 *** (0.023)	-0.100 *** (0.005)	-0.090 *** (0.005)	-0.019 (0.014)
常数项	6.260 *** (0.163)	0.669 *** (0.042)	-0.151 *** (0.043)	-0.059 (0.114)
省份和年份虚拟	是	是	是	是
样本观测个数	4587	6711	6711	6711
R^2	0.120	0.184	0.265	0.179

注：* 表示10%的统计显著性、** 表示5%的统计显著性、*** 表示1%的统计显著性；括号内估计结果为稳健标准误。

附表2 　　　　　　　　　反事实检验

解释变量	农业劳动时间	非农劳动	劳动力退出	因病不能工作
参合组 × 考察期	0.020 (0.064)	0.008 (0.021)	-0.009 (0.018)	0.037 (0.046)
参合组	-0.243 *** (0.046)	-0.061 *** (0.015)	0.001 (0.012)	-0.001 (0.032)
考察期	-0.169 *** (0.045)	-0.028 ** (0.014)	0.010 (0.012)	-0.006 (0.027)

续表

解释变量	农业劳动时间	非农劳动	劳动力退出	因病不能工作
年龄	−0.004 ** (0.002)	−0.005 *** (0.001)	0.009 *** (0.001)	0.001 (0.001)
小学	−0.057 (0.042)	0.044 *** (0.014)	0.035 *** (0.013)	−0.051 (0.032)
初中	−0.134 *** (0.048)	0.117 *** (0.016)	0.060 *** (0.013)	−0.039 (0.029)
高中及以上	−0.216 *** (0.072)	0.252 *** (0.024)	0.078 *** (0.017)	−0.067 ** (0.032)
女性	0.227 *** (0.035)	−0.121 *** (0.011)	0.107 *** (0.010)	−0.005 (0.025)
在婚	0.174 ** (0.083)	0.053 *** (0.019)	−0.037 * (0.020)	0.021 (0.055)
丧偶	0.121 (0.106)	0.073 *** (0.025)	0.074 ** (0.030)	0.013 (0.077)
健康一般	0.005 (0.038)	−0.030 ** (0.012)	0.007 (0.011)	0.094 *** (0.025)
健康差	−0.056 (0.074)	−0.058 *** (0.019)	0.059 ** (0.025)	0.850 *** (0.144)
严重疾病	0.129 (0.158)	−0.050 (0.039)	0.034 (0.059)	2.252 *** (0.569)
小孩数量	−0.154 *** (0.037)	0.005 (0.010)	0.018 * (0.010)	−0.000 (0.032)
耕地面积	0.278 *** (0.023)	−0.102 *** (0.006)	−0.069 *** (0.005)	−0.017 (0.014)
常数项	5.911 *** (0.165)	0.607 *** (0.045)	−0.151 *** (0.042)	0.118 (0.099)
样本观测个数	3732	5304	5304	5304
R^2	0.125	0.195	0.192	0.129

注：* 表示10%的统计显著性、** 表示5%的统计显著性、*** 表示1%的统计显著性；括号内估计结果为稳健标准误。

附表 3 基于工具变量法的新农合影响估计

解释变量	农业劳动时间	非农劳动	劳动力退出	因病不能工作
新农合	0.163 * (0.094)	0.080 *** (0.023)	− 0.086 *** (0.024)	− 0.130 ** (0.066)
年龄	− 0.006 *** (0.002)	− 0.006 *** (0.000)	0.010 *** (0.000)	0.001 (0.001)
小学	− 0.042 (0.041)	0.031 *** (0.011)	0.018 (0.012)	− 0.039 (0.031)
初中	− 0.154 *** (0.045)	0.086 *** (0.013)	0.045 *** (0.012)	− 0.021 (0.034)
高中及以上	− 0.190 *** (0.062)	0.207 *** (0.020)	0.059 *** (0.016)	− 0.031 (0.045)
女性	0.168 *** (0.032)	− 0.115 *** (0.009)	0.119 *** (0.009)	− 0.023 (0.024)
在婚	0.065 (0.077)	0.131 *** (0.013)	0.079 *** (0.015)	0.084 ** (0.040)
丧偶	− 0.040 (0.096)	0.138 *** (0.018)	0.203 *** (0.023)	0.119 ** (0.056)
健康一般	0.034 (0.034)	− 0.026 *** (0.010)	0.039 *** (0.010)	0.077 *** (0.026)
健康差	0.071 (0.067)	− 0.058 *** (0.016)	0.080 *** (0.021)	1.079 *** (0.050)
严重疾病	− 0.064 (0.145)	− 0.008 (0.033)	0.120 *** (0.044)	2.970 *** (0.104)
小孩数量	− 0.084 *** (0.032)	0.004 (0.009)	0.019 ** (0.009)	− 0.009 (0.025)
耕地面积	0.235 *** (0.020)	− 0.100 *** (0.005)	− 0.090 *** (0.005)	− 0.012 (0.013)
常数项	6.135 *** (0.144)	0.530 *** (0.035)	− 0.216 *** (0.036)	− 0.013 (0.097)
省份和年份虚拟	是	是	是	是
样本观测个数	5002	7681	7681	7681
R^2	0.111	0.181	0.249	0.191

注：* 表示 10% 的统计显著性、** 表示 5% 的统计显著性、*** 表示 1% 的统计显著性；括号内估计结果为稳健标准误。

附表 4　　　　　　　　　基于面板固定效应模型的新农合影响估计

解释变量	农业劳动时间	非农劳动	劳动力退出	因病不能工作
参合组 × 考察期	0. 124 * (0. 071)	0. 099 *** (0. 016)	− 0. 064 *** (0. 018)	− 0. 126 ** (0. 054)
参合组	—	—	—	—
考察期	− 0. 718 (0. 898)	− 0. 047 (0. 182)	− 0. 222 (0. 204)	0. 497 (0. 456)
年龄	0. 017 (0. 100)	− 0. 004 (0. 020)	0. 048 ** (0. 023)	− 0. 044 (0. 051)
小学	—	—	—	—
初中	—	—	—	—
高中及以上	—	—	—	—
女性	—	—	—	—
在婚	0. 067 (0. 117)	0. 133 *** (0. 016)	0. 171 *** (0. 018)	0. 055 (0. 047)
丧偶	− 0. 369 ** (0. 183)	0. 115 *** (0. 027)	0. 289 *** (0. 037)	0. 043 (0. 107)
健康一般	0. 037 (0. 040)	− 0. 006 (0. 010)	0. 049 *** (0. 011)	0. 076 *** (0. 029)
健康差	0. 083 (0. 079)	− 0. 031 * (0. 017)	0. 114 *** (0. 024)	1. 098 *** (0. 149)
严重疾病	− 0. 021 (0. 162)	0. 001 (0. 038)	0. 110 ** (0. 048)	2. 960 *** (0. 418)
小孩数量	− 0. 025 (0. 044)	0. 001 (0. 010)	0. 019 * (0. 011)	− 0. 028 (0. 037)
耕地面积	0. 204 *** (0. 032)	− 0. 030 *** (0. 007)	− 0. 050 *** (0. 008)	− 0. 037 * (0. 020)
常数项	5. 769 (4. 695)	0. 350 (0. 976)	− 2. 281 ** (1. 094)	2. 130 (2. 436)
省份和年份虚拟	是	是	是	是
样本观测个数	5064	7956	7956	7956
R^2	0. 101	0. 033	0. 126	0. 182

注：* 表示 10% 的统计显著性、** 表示 5% 的统计显著性、*** 表示 1% 的统计显著性；括号内估计结果为稳健标准误。

附表5 　　　　　　　　基于两部分模型的新农合影响估计

解释变量	农业劳动时间		因病不能工作	
	第一阶段	第二阶段	第一阶段	第二阶段
参合组 × 考察期	− 0.037 (0.085)	0.187 ** (0.074)	0.139 * (0.075)	− 0.155 ** (0.069)
参合组	0.508 *** (0.055)	− 0.216 *** (0.034)	0.046 (0.051)	0.009 (0.032)
考察期	− 0.257 *** (0.056)	− 0.517 *** (0.059)	− 0.367 *** (0.057)	0.156 *** (0.051)
年龄	− 0.023 *** (0.002)	− 0.006 *** (0.002)	− 0.039 *** (0.002)	0.005 *** (0.002)
小学	− 0.230 *** (0.055)	− 0.046 (0.038)	− 0.140 *** (0.053)	− 0.024 (0.039)
初中	− 0.512 *** (0.058)	− 0.154 *** (0.045)	− 0.189 *** (0.059)	− 0.003 (0.038)
高中及以上	− 0.862 *** (0.074)	− 0.193 *** (0.064)	− 0.274 *** (0.076)	0.002 (0.048)
女性	0.072 * (0.041)	0.172 *** (0.032)	− 0.536 *** (0.041)	0.005 (0.030)
在婚	1.064 *** (0.071)	0.094 (0.079)	− 0.505 *** (0.080)	0.125 *** (0.043)
丧偶	0.735 *** (0.097)	− 0.026 (0.099)	− 0.795 *** (0.094)	0.322 *** (0.103)
健康一般	0.133 *** (0.044)	0.030 (0.034)	− 0.121 *** (0.042)	0.113 *** (0.028)
健康差	− 0.106 (0.082)	0.081 (0.062)	0.075 (0.085)	1.389 *** (0.162)
严重疾病	− 0.315 ** (0.160)	− 0.071 (0.119)	0.379 ** (0.164)	3.367 *** (0.471)
小孩数量	− 0.098 ** (0.045)	− 0.085 ** (0.034)	− 0.096 ** (0.041)	− 0.008 (0.034)

续表

解释变量	农业劳动时间		因病不能工作	
	第一阶段	第二阶段	第一阶段	第二阶段
耕地面积	0.714 *** (0.028)	0.240 *** (0.022)	0.365 *** (0.023)	− 0.050 *** (0.016)
常数项	− 0.388 ** (0.179)	6.222 *** (0.154)	3.039 *** (0.187)	− 0.172 (0.116)
省份和年份虚拟	是	是	是	是
样本观测个数	6799	5064	7956	6443
Wald chi (2)/F 统计值	1435.3	29.2	1319.1	9.64

注：＊表示10%的统计显著性、＊＊表示5%的统计显著性、＊＊＊表示1%的统计显著性；括号内估计结果为稳健标准误。

附录 B　基于国家贫困线高血压病对劳动供给影响的估计结果

附表6　　　　　　　　　　高血压病对夫妻劳动供给的影响

解释变量	农业劳动时间		非农劳动	
	丈夫方程	妻子方程	丈夫方程	妻子方程
本人高血压病	− 0. 235 ** (0. 108)	− 0. 373 *** (0. 114)	0. 093 (0. 067)	− 0. 248 ** (0. 104)
配偶高血压病	− 0. 179 (0. 124)	− 0. 307 *** (0. 100)	− 0. 068 (0. 080)	0. 128 (0. 081)
年龄	− 0. 011 *** (0. 004)	− 0. 018 *** (0. 003)	− 0. 021 *** (0. 002)	− 0. 008 *** (0. 003)
初中	− 0. 236 *** (0. 078)	− 0. 363 *** (0. 083)	0. 206 *** (0. 054)	0. 438 *** (0. 072)
高中及以上	− 0. 783 *** (0. 120)	− 0. 653 *** (0. 162)	0. 437 *** (0. 077)	0. 402 *** (0. 136)
新农合	0. 912 *** (0. 227)	0. 894 *** (0. 209)	0. 023 (0. 135)	− 0. 165 (0. 163)
土地经营规模	1. 149 *** (0. 050)	0. 882 *** (0. 047)	− 0. 402 *** (0. 035)	− 0. 351 *** (0. 044)
家中6岁及以下小孩	− 0. 092 (0. 063)	− 0. 150 ** (0. 059)	− 0. 046 (0. 039)	− 0. 036 (0. 050)
村庄道路	− 0. 422 *** (0. 086)	− 0. 377 *** (0. 080)	0. 210 *** (0. 054)	0. 295 *** (0. 069)
公共汽车站	− 0. 567 *** (0. 081)	− 0. 459 *** (0. 075)	0. 145 *** (0. 054)	0. 058 (0. 070)
常数项	7. 268 *** (0. 200)	8. 060 *** (0. 179)	− 0. 204 (0. 498)	− 1. 062 ** (0. 500)
省份和年份虚拟	是	是	是	是
Breusch – Pagan/Wald test	1205. 200 ***		243. 780 ***	
样本观测个数	3474	3474	4037	4037

　　注：* 表示10%的统计显著性、** 表示5%的统计显著性、*** 表示1%的统计显著性；括号内估计结果为稳健标准误。

附表7　　　　　　　高血压病影响夫妻劳动供给的年龄分组估计

解释变量	年龄在45岁以下				年龄在45岁及以上			
	农业劳动时间		非农劳动		农业劳动时间		非农劳动	
	丈夫方程	妻子方程	丈夫方程	妻子方程	丈夫方程	妻子方程	丈夫方程	妻子方程
本人高血压病	-0.163 (0.181)	-0.201 (0.212)	-0.037 (0.111)	-0.197 (0.193)	-0.229* (0.137)	-0.310** (0.140)	0.120 (0.138)	-0.143 (0.118)
配偶高血压病	-0.103 (0.242)	-0.117 (0.157)	0.061 (0.148)	-0.016 (0.303)	-0.146 (0.148)	-0.304** (0.130)	0.169 (0.137)	0.177* (0.101)
年龄	0.013 (0.010)	0.045*** (0.008)	0.015** (0.007)	0.022** (0.008)	-0.036*** (0.007)	-0.053*** (0.006)	-0.041*** (0.005)	-0.016*** (0.006)
初中	-0.303*** (0.096)	-0.375*** (0.089)	0.215*** (0.072)	0.482*** (0.094)	-0.188 (0.126)	-0.323** (0.163)	0.177* (0.091)	0.377*** (0.127)
高中及以上	-0.821*** (0.139)	-0.845*** (0.163)	0.464*** (0.100)	0.410*** (0.159)	-0.774*** (0.221)	-0.333 (0.383)	0.334** (0.133)	0.573** (0.265)
新农合	0.773* (0.443)	0.853** (0.386)	-0.195 (0.230)	-0.281 (0.272)	0.885*** (0.273)	0.929*** (0.259)	0.251 (0.169)	0.094 (0.203)
土地经营规模	1.041*** (0.068)	0.728*** (0.060)	-0.501*** (0.049)	-0.403*** (0.061)	1.215*** (0.075)	0.929*** (0.071)	-0.405*** (0.053)	-0.423*** (0.070)
家中6岁及以下小孩	0.120 (0.083)	0.113 (0.072)	0.041 (0.053)	0.011 (0.072)	-0.225** (0.110)	-0.082 (0.104)	0.130* (0.072)	0.098 (0.088)
村庄道路	-0.350*** (0.117)	-0.331*** (0.102)	0.178** (0.075)	0.356*** (0.097)	-0.507*** (0.125)	-0.434*** (0.118)	0.275*** (0.085)	0.248** (0.105)
公共汽车站	-0.501*** (0.109)	-0.359*** (0.095)	0.157** (0.076)	0.096 (0.100)	-0.597*** (0.120)	-0.544*** (0.114)	0.109 (0.084)	0.052 (0.105)
常数项	6.108*** (0.402)	5.624*** (0.333)	-1.851** (0.719)	-2.521*** (0.736)	8.920*** (0.402)	9.868*** (0.358)	0.702 (0.805)	-0.529 (0.789)
省份和年份虚拟	是	是	是	是	是	是	是	是
Breusch-Pagan/Wald test	572.300***		116.700***		604.100***		107.900***	
样本观测个数	1686	1686	1846	1846	1788	1788	2011	2011

注：* 表示10%的统计显著性、** 表示5%的统计显著性、*** 表示1%的统计显著性；括号内估计结果为稳健标准误。

附表 8   高血压病、家务时间和农业劳动时间的联立方程估计

解释变量	丈夫 家务时间	丈夫 农业劳动时间	妻子 家务时间	妻子 农业劳动时间
配偶高血压病	−0.140 (0.132)	— —	0.121 *** (0.043)	— —
家务时间	— —	0.173 (0.669)	— —	−3.028 *** (0.596)
本人高血压病	−0.061 (0.115)	−0.210 * (0.111)	−0.198 ** (0.090)	−0.858 *** (0.236)
年龄	0.002 (0.004)	−0.014 *** (0.003)	−0.013 *** (0.003)	−0.060 *** (0.010)
初中	0.085 (0.102)	−0.229 ** (0.094)	−0.055 (0.080)	−0.565 *** (0.182)
高中及以上	0.316 ** (0.158)	−0.885 *** (0.253)	0.016 (0.163)	−0.523 (0.360)
新农合	0.258 (0.253)	0.807 *** (0.285)	0.527 *** (0.173)	2.432 *** (0.508)
土地经营规模	−0.138 ** (0.054)	1.092 *** (0.103)	0.106 *** (0.037)	1.120 *** (0.105)
家中 6 岁及以下小孩	0.082 (0.068)	−0.100 (0.082)	−0.063 (0.046)	−0.363 *** (0.115)
村庄道路	−0.605 *** (0.093)	−0.320 (0.413)	−0.127 ** (0.064)	−0.728 *** (0.166)
公共汽车站	−0.125 (0.087)	−0.533 *** (0.116)	0.179 *** (0.060)	0.072 (0.176)
常数项	2.151 *** (0.224)	6.970 *** (1.475)	6.380 *** (0.146)	27.487 *** (3.826)
省份和年份虚拟	是	是	是	是
Breusch – Pagan	1196.100 ***			
R^2	0.072	0.122	0.070	−3.584
样本观测个数	3532	3532	3532	3532

注：*表示 10% 的统计显著性、** 表示 5% 的统计显著性、*** 表示 1% 的统计显著性；括号内估计结果为稳健标准误。

参 考 文 献

[1] 庇古. 福利经济学 [M]. 北京: 商务印书馆, 2006.

[2] 蔡昉, 都阳. 工资增长、工资趋同与刘易斯转折点 [J]. 经济学动态, 2011 (9): 9-16.

[3] 陈华, 张哲元, 毛磊. 新农合对农村老年人劳动供给行为影响的实证研究 [J]. 中国软科学, 2016 (10): 135-146.

[4] 陈林, 伍海军. 国内双重差分法的研究现状与潜在问题 [J]. 数量经济技术经济研究, 2015, 32 (7): 133-148.

[5] 陈锡文, 陈昱阳, 张建军. 中国农村人口老龄化对农业产出影响的量化研究 [J]. 中国人口科学, 2011 (2): 39-46.

[6] 陈勇兵, 李燕, 周世民. 中国企业出口持续时间及其决定因素 [J]. 经济研究, 2012, 47 (7): 48-61.

[7] 陈宗胜, 沈扬扬, 周云波. 中国农村贫困状况的绝对与相对变动——兼论相对贫困线的设定 [J]. 管理世界, 2013 (1): 67-75.

[8] 程杰. 养老保障的劳动供给效应 [J]. 经济研究, 2014, 49 (10): 60-73.

[9] 程令国, 张晔. "新农合": 经济绩效还是健康绩效? [J]. 经济研究, 2012, 47 (1): 120-133.

[10] 仇雨临, 张忠朝. 贵州少数民族地区医疗保障反贫困研究 [J]. 国家行政学院学报, 2016 (3): 69-75.

[11] 邓蒙芝, 罗仁福, 张林秀. 道路基础设施建设与农村劳动力非农就业——基于5省2000个农户的调查 [J]. 农业技术经济, 2011 (2): 4-11.

[12] 都阳. 教育对贫困地区农户非农劳动供给的影响研究 [J]. 中国人口科学, 1999 (6): 26-33.

[13] 杜运苏, 陈小文. 我国农产品出口贸易关系的生存分析——基于Cox PH模型 [J]. 农业技术经济, 2014 (5): 98-105.

[14] 方黎明. 新型农村合作医疗和农村医疗救助制度对农村贫困居民就

医经济负担的影响 [J]. 中国农村观察, 2013 (2): 80-92.

[15] 封进, 余央央. 中国农村的收入差距与健康 [J]. 经济研究, 2007 (1): 79-88.

[16] 高艳云, 马瑜. 多维框架下中国家庭贫困的动态识别 [J]. 统计研究, 2013, 30 (12): 89-94.

[17] 顾昕, 方黎明. 农村医疗服务体系的能力建设与新型合作医疗的运行 [J]. 河南社会科学, 2007 (3): 65-68.

[18] 郭建宇, 吴国宝. 基于不同指标及权重选择的多维贫困测量——以山西省贫困县为例 [J]. 中国农村经济, 2012 (2): 12-20.

[19] 郭云南, 王春飞. 新型农村合作医疗保险与自主创业 [J]. 经济学 (季刊), 2016, 15 (4): 1463-1482.

[20] 洪秋妹, 常向阳. 我国农村居民疾病与贫困的相互作用分析 [J]. 农业经济问题, 2010, 31 (4): 85-94.

[21] 洪秋妹. 健康冲击对农户贫困影响的分析 [D]. 南京农业大学, 2010.

[22] 黄晓宁, 李勇. 新农合对农民医疗负担和健康水平影响的实证分析 [J]. 农业技术经济, 2016 (4): 51-58.

[23] 霍增辉, 吴海涛, 丁士军, 刘家鹏. 村域地理环境对农户贫困持续性的影响——来自湖北农村的经验证据 [J]. 中南财经政法大学学报, 2016 (1): 3-11.

[24] 姜向群, 万红霞. 老年人口的医疗需求和医疗保险制度改革 [J]. 中国人口科学, 2004 (S1): 137-142.

[25] 蒋灵多, 陈勇兵. 出口企业的产品异质性与出口持续时间 [J]. 世界经济, 2015, 38 (7): 3-26.

[26] 解垩. 健康对劳动力退出的影响 [J]. 世界经济文汇, 2011 (1): 109-120.

[27] 解垩. 医疗保险与城乡反贫困: 1989—2006 [J]. 财经研究, 2008, 34 (12): 68-83.

[28] 解垩. 中国居民慢性病的经济影响 [J]. 世界经济文汇, 2011 (3): 74-86.

[29] 井润生. 西方福利经济学的发展演变 [J]. 学术研究, 2002 (8): 12-15.

[30] 李庆海, 李锐, 王兆华. 农户土地租赁行为及其福利效果 [J]. 经

济学（季刊），2012，11（1）：269-288.

[31] 李伟. 福利经济学视角下中西方农村养老保险制度比较——兼论如何完善黑龙江省农村养老保险制度 [J]. 经济研究导刊，2011（32）：112-115.

[32] 李文. 农村道路对减缓贫困的影响分析 [D]. 北京：中国农业科学院，2006.

[33] 李湘君，王中华，林振平. 新型农村合作医疗对农民就医行为及健康的影响——基于不同收入层次的分析 [J]. 世界经济文汇，2012（3）：58-75.

[34] 李燕凌，李立清. 新型农村合作医疗卫生资源利用绩效研究——基于倾向得分匹配法（PSM）的实证分析 [J]. 农业经济问题，2009，30（10）：51-58.

[35] 刘昌平，赵洁. 新农合制度的医疗服务可及性评价及其影响因素——基于CHARLS数据的实证分析 [J]. 经济问题，2016（2）：86-91.

[36] 刘娜，Anne de Bruin. 家庭收入变化、夫妻间时间利用与性别平等 [J]. 世界经济，2015，38（11）：117-143.

[37] 卢洪友，刘丹. 贫困地区农民真的从“新农合”中受益了吗 [J]. 中国人口·资源与环境，2016，26（2）：68-75.

[38] 罗敏，高梦滔，顾昕. 农村三级医疗服务体系在“新农合”中的角色——以云南省玉龙县为例 [J]. 云南社会科学，2008（1）：96-100.

[39] 马双，张劼. 新型农村合作医疗保险与居民营养结构的改善 [J]. 经济研究，2011，46（5）：126-137.

[40] [美] 劳埃德·雷诺兹. 微观经济学：分析和政策 [M]. 马宾，译. 北京：商务印书馆出版社，1982.

[41] 宁满秀，刘进. 新型农村合作医疗制度对农户医疗负担的影响——基于供给者诱导需求视角的实证分析 [J]. 公共管理学报，2014，11（3）：59-69.

[42] 彭晓博，秦雪征. 医疗保险会引发事前道德风险吗？理论分析与经验证据 [J]. 经济学，2015，14（1）：159-184..

[43] 齐良书. 新型农村合作医疗的减贫、增收和再分配效果研究 [J]. 数量经济技术经济研究，2011，28（8）：35-52.

[44] 秦雪征，郑直. 新农合对农村劳动力迁移的影响：基于全国性面板数据的分析 [J]. 中国农村经济，2011（10）：52-63.

[45] 任向英，王永茂. 城镇化进程中新农合政策对农民就医行为的影响分析 [J]. 财经科学，2015（3）：121-130.

［46］孙梦洁，韩华为. 中国农村患者的医疗需求行为研究——来自三省农户调查的实证分析［J］. 经济科学，2013（2）：94 – 108.

［47］汪辉平，王增涛，马鹏程. 农村地区因病致贫情况分析与思考——基于西部9省市1214个因病致贫户的调查数据［J］. 经济学家，2016（10）：71 – 81.

［48］汪毅霖. 基于能力方法的福利经济学——一个超越功利主义的研究纲领［M］. 北京：经济管理出版社，2013.

［49］王丹华. "新农合"健康绩效及其作用机制研究——基于CLHLS数据［J］. 社会保障研究，2014（5）：59 – 67.

［50］王琼，叶静怡. 进城务工人员健康状况、收入与超时劳动［J］. 中国农村经济，2016（2）：2 – 12.

［51］王素霞，王小林. 中国多维贫困测量［J］. 中国农业大学学报（社会科学版），2013，30（2）：129 – 136.

［52］王天宇，彭晓博. 社会保障对生育意愿的影响：来自新型农村合作医疗的证据［J］. 经济研究，2015，50（2）：103 – 117.

［53］王小林，Sabina Alkire. 中国多维贫困测量：估计和政策含义［J］. 中国农村经济，2009（12）：4 – 10.

［54］王翌秋，刘蕾. 新型农村合作医疗保险、健康人力资本对农村居民劳动参与的影响［J］. 中国农村经济，2016（11）：68 – 81.

［55］王增文. 农村老年女性贫困的决定因素分析——基于Cox比例风险模型的研究视角［J］. 中国人口科学，2010（1）：75 – 83.

［56］魏众. 健康对非农就业及其工资决定的影响［J］. 经济研究，2004（2）：64 – 74.

［57］许庆，刘进. "新农合"制度对农村妇女劳动供给的影响［J］. 中国人口科学，2015（3）：99 – 107.

［58］许崴. 试论福利经济学的发展轨迹与演变［J］. 国际经贸探索，2009，25（12）：28 – 31.

［59］闫菊娥，高建民，周忠良. 陕西省新型农村合作医疗缓解"因病致贫"效果研究［J］. 中国卫生经济，2009，28（4）：59 – 61.

［60］杨立雄，谢丹丹. "绝对的相对"，抑或"相对的绝对"——汤森和森的贫困理论比较［J］. 财经科学，2007（1）：59 – 66.

［61］杨志海，麦尔旦·吐尔孙，王雅鹏. 健康冲击对农村中老年人农业劳动供给的影响——基于CHARLS数据的实证分析［J］. 中国农村观察，2015

（3）：24 – 37.

[62] 叶初升，赵锐. 中国农村的动态贫困：状态转化与持续——基于中国健康与营养调查微观数据的生存分析 [J]. 华中农业大学学报（社会科学版），2013（3）：42 – 52.

[63] [印度] 阿马蒂亚·森. 以自由看待发展 [M]. 任赜，于真，译. 北京：中国人民大学出版社，2013.

[64] 曾湘泉. 劳动经济学（第二版）[M]. 上海：复旦大学出版社，2010.

[65] 张琴. 新型农村合作医疗可持续发展研究：基于医疗服务供给的视角 [J]. 农业经济问题，2009（2）：37 – 41.

[66] 张全红，周强. 中国多维贫困的测度及分解：1989—2009 年 [J]. 数量经济技术经济研究，2014，31（6）：88 – 101.

[67] 郑加梅，卿石松. 家务分工与性别收入差距：基于文献的研究 [J]. 妇女研究论丛，2014（1）：107 – 114.

[68] 周春芳. 儿童看护、老人照料与农村已婚女性非农就业 [J]. 农业技术经济，2013（11）：94 – 102.

[69] 周春芳. 经济发达地区农村劳动力非农劳动供给的性别差异分析 [J]. 农业经济问题，2012，33（3）：43 – 49.

[70] 邹薇，方迎风. 关于中国贫困的动态多维度研究 [J]. 中国人口科学，2011（6）：49 – 59.

[71] Ahearn M. C, El – Osta H, Dewbre J. The Impact of Coupled and Decoupled Government Subsidies on Off – Farm LaborParticipation of U. S. Farm Operators [J]. American Journal of Agricultural Economics, 2006, 88（2）：393 – 408.

[72] Ahearn M. C, Williamson J. M, Black N. Implications of Health Care Reform for Farm Businesses and Families [J]. Applied Economic Perspectives and Policy, 2015, 37（2）：260 – 286.

[73] Alkire S, and Foster J. Counting and Multidimensional Poverty Measurement [C]. OPHI Working Paper Series, 2008.

[74] Alkire S, Foster J. Counting and multidimensional poverty measurement [J]. Journal of Public Economics, 2011, 95（7 – 8）：476 – 487.

[75] Arranz J. M, Cantó O. Measuring the effect of spell recurrence on poverty dynamics – evidence from Spain [J]. The Journal of Economic Inequality, 2012, 10（2）：191 – 217.

［76］ Aryeetey G. C, Westeneng J, Spaan E, et al. Can health insurance protect against out-of-pocket and catastrophic expenditures and also support poverty reduction? Evidence from Ghana's National Health Insurance Scheme ［J］. International Journal for Equity in Health, 2016, 15 (1).

［77］ Ayuya O. I, Gido E. O, Bett H. K, et al. Effect of Certified Organic Production Systems on Poverty among Smallholder Farmers: Empirical Evidence from Kenya ［J］. World Development, 2015, 67: 27 – 37.

［78］ Becker G. S. Altruism, Egoism, and Genetic Fitness: Economics and Sociobiology ［J］. Journal of Economic Literature, 1976, 14 (3): 817 – 826.

［79］ Becker G. S. A Theory of the Allocation of Time ［J］. The Economic Journal, 1965: 493 – 517.

［80］ Becker G. S. Human Capital, Effort, and the Sexual Division of Labor ［J］. Journal of Labor Economics, 1985, 3 (1): 33 – 58.

［81］ Berger M. C. Labor supply and spouse's health: the effects of illness, disability, and mortality ［J］. Social Science Quarterly, 1983, 64 (3): 494 – 509.

［82］ Besedeš T, Prusa T. J. Product differentiation and duration of US import trade ［J］. Journal of International Economics, 2006, 70 (2): 339 – 358.

［83］ Bharadwaj L, Findeis J, Chintawar S. US Farm households: joint decision making and impact of health insurance on labor market outcomes ［J］. Health Economics Review, 2013, 3 (16): 1 – 19.

［84］ Boyle M. A, Lahey J. N. Health insurance and the labor supply decisions of older workers: Evidence from a U. S. Department of Veterans Affairs expansion ［J］. Journal of Public Economics, 2010, 94 (7 – 8): 467 – 478.

［85］ Bradley C. J, Neumark D, Barkowski S. Does employer-provided health insurance constrain labor supply adjustments to health shocks? New evidence on women diagnosed with breast cancer ［J］. Journal of Health Economics, 2013, 32 (5): 833 – 849.

［86］ Brown M. M. Marriage and Household Decision – Making: A Bargaining Analysis ［J］. International Economic Review, 1980, 21 (1): 31 – 44.

［87］ Cai L, Cong C. Effects of Health and Chronic Diseases on Labour Force Participation of Older Working – Age Australians ［J］. Australian Economic Papers, 2009, 48 (2): 166 – 182.

［88］ Callander E. J, Schofield D. J. Arthritis and the Risk of Falling Into Poverty: A Survival Analysis Using Australian Data [J]. Arthritis & Rheumatology, 2016, 68 (1): 255 - 262.

[89] Candon D. The effects of cancer on older workers in the English labour-market [J]. Economics & Human Biology, 2015, 18: 74 - 84.

[90] Chang H. H, Meyerhoefer C. D, Just D. R. How Do Health and Social Insurance Programmes Affect the Land and Labour Allocations of Farm Households? Evidence from Taiwan [J]. Journal of Agricultural Economics, 2014, 65 (1): 68 - 86.

[91] Cheng L, Liu H, Zhang Y, et al. The Impact of Health Insurance on Health Outcomes and Spending of the Elderly: Evidence from China's New Cooperative Medical Scheme [J]. Health Economics, 2015, 24 (6): 672 - 691.

[92] Chen Y, Jin G. Z. Does health insurance coverage lead to better health and educational outcomes? Evidence from rural China [J]. Journal of Health Economics, 2012, 31 (1): 1 - 14.

[93] Chiappori P. A. Introducing Household Production in Collective Models of LabourSuply [J]. DELTA Working Papers, 1994, 105 (1): 191 - 209.

[94] D'Antoni J. M, Mishra A. K, Khanal A. R. Effect of health insurance coverage on labor allocation: evidence from US farm households [J]. Health Economics Review, 2014, 4 (19): 1 - 11.

[95] Dizioli A, Pinheiro R. B. Health insurance as a productive factor [J]. MPRA Paper, 2012, 40: 1 - 24.

[96] Duan N, Manning W. G, Morris C. N, et al. A Comparison of Alternative Models for the Demand for Medical Care [J]. Journal of Business & Economic Statistics, 1983, 1 (2): 115 - 126.

[97] Ehrenberg R. G, Smith R. S. Modern Labor Economics: Theory and Public Policy (8th Edition) [M]. Boston: Addison Wesley Press, 2002.

[98] Galárraga O, Sosa - Rubí S G, Salinas - Rodríguez A, et al. Health insurance for the poor: impact on catastrophic and out-of-pocket health expenditures in Mexico [J]. The European Journal of Health Economics, 2010, 11 (5): 437 - 447.

[99] Garcia - Gomez P, van Kippersluis H, O'Donnell O, et al. Long Term and Spillover Effects of Health Shocks on Employment and Income [J]. The Journal of Human Resources, 2013, 48 (4): 873 - 909.

[100] Gronau R. Leisure, Home Production and Work – The Theory of the Allocation of Time Revisited [J]. Journal of Political Economy, 1977, 85 (6): 1099 – 1123.

[101] Grossman M. On the Concept of Health Capital and the Demand for Health [J]. The Journal of Political Economy, 1972, 80 (2): 223 – 255.

[102] Guy G. P, Atherly A, Adams E. K. Public Health Insurance Eligibility and Labor Force Participation of Low-Income Childless Adults [J]. Medical Care Research and Review, 2012, 69 (6): 645.

[103] Hamid S. A, Roberts J, Mosley P. Can Micro Health Insurance Reduce Poverty Evidence From Bangladesh [J]. The Journal of Risk and Insurance, 2011, 78 (1): 57 – 82.

[104] Harris A. Diabetes, Cardiovascular Disease and Labour Force Participation in Australia: An Endogenous Multivariate Probit Analysis of Clinical Prevalence Data [J]. Economic Record, 2009, 85 (271): 472 – 484.

[105] Heath R. Fertility at Work: Children and Women's Labor Market Outcomes in Urban Ghana [J]. Journal of Development Economics, 2016, 125: 1 – 63.

[106] Heinesen E, Kolodziejczyk C. Effects of breast and colorectal cancer on labour market outcomes – Average effects and educational gradients [J]. Journal of Health Economics, 2013, 32 (6): 1028 – 1042.

[107] Hersch J, Stratton L. S. Housework, Wages, and the Division of Housework Time for Employed Spouses [J]. The American Economic Review, 1994, 84 (2): 120 – 125.

[108] Hollenbeak C. S, Farley Short P, Moran J. The implications of cancer survivorship for spousal employment [J]. Journal of Cancer Survivorship, 2011, 5 (3): 226 – 234.

[109] Hou Z, Van de Poel E, Van Doorslaer E, et al. Effects of NCMS Coverage on Access to Care and Financial Protection in China [J]. Health Economics, 2014, 23 (8): 917 – 934.

[110] Iceland J. The Dynamics of Poverty Spells and Issues of Left – Censoring [C]. PSC Research Report Series University of Michigan, 1997: 97 – 378.

[111] Imbens G. W, Wooldridge J. M. Recent Developments in the Econometrics of Program Evaluation [J]. Journal of Economic Literature, 2009, 47 (1): 5 – 86.

[112] Jenkins S. Easy Estimation Methods for Discrete – Time Duration Models [J]. Oxford Bulletin of Economics and Statistics, 1995, 57 (1): 129 – 138.

[113] Johnston D. W, Propper C, Shields M. A. Comparing subjective and objective measures of health: Evidence from hypertension for the income/health gradient [J]. Journal of Health Economics, 2009, 28 (3): 540 – 552.

[114] Jütting J. P. Do Community-based Health Insurance Schemes Improve Poor People's Access to Health Care? Evidence From Rural Senegal [J]. World Development, 2004, 32 (2): 273 – 288.

[115] Kim J, Frank – Miller E. Poverty, Health Insurance Status, and Health Service Utilization Among the Elderly [J]. Journal of Poverty, 2015, 19 (4): 424 – 444.

[116] Latif E. The impact of diabetes on employment in Canada [J]. Health Economics, 2009, 18 (5): 577 – 589.

[117] Lee H. J, Tomohara A. Public health insurance expansions and labour supply of married women: the state children's health insurance programme [J]. Applied Economics, 2008, 40 (7): 863 – 874.

[118] Lei X, Lin W. The New Cooperative Medical Scheme in rural China: does more coverage mean more service and better health? [J]. Health Economics, 2009, 18 (S2): S25 – S46.

[119] Lei X, Yin N, Zhao Y. Socioeconomic status and chronic diseases: The case of hypertension in China [J]. China Economic Review, 2012, 23 (1): 105 – 121.

[120] Liao P. A, Taylor J. E. Health Care Reform and Farm Women's Off – Farm Labor Force Participation: Evidence from Taiwan [J]. Journal of Agricultural and Resource Economics, 2010, 35 (2).

[121] Liu K. Insuring against health shocks: Health insurance and household choices [J]. Journal of Health Economics, 2016, 46: 16 – 32.

[122] Liu X, Zhu C. Will knowing diabetes affect labor income? Evidence from a natural experiment [J]. Economics Letters, 2014, 124 (1): 74 – 78.

[123] Lundberg S. Labor Supply of Husbands and Wives: A Simultaneous Equations Approach [J]. The Review of Economics and Statistics, 1988, 70 (2): 224 – 235.

[124] Lundberg S. The Added Worker Effect [J]. Journal of Labor Econom-

ics, 1985, 3 (1): 11 –37.

[125] Maani S. A, Cruickshank A. A. What is the Effect of Housework on the Market Wage, and Can it Explain the Gender Wage Gap? Journal of Economic Surveys, 2010, 24 (3): 402 –427.

[126] Marjorie B and Horney, Mary J. Nash – Bargaining Household Decisions: Toward a Generalization of the Theory of Demand [J]. International Economic Review, 1981, 22 (2): 333 –349.

[127] McGeary K. A. How do health shocks influence retirement decisions? [J]. Review of Economics of the Household, 2009, 7 (3): 307 –321.

[128] Mincer J. Labor force participation of married women: A study of labor supply. Aspects of Labor Economics [J]. Princeton, NJ: Princeton University Press, 1962: 63 –105.

[129] Minor T. The effect of diabetes on female labor force decisions: new evidence from the National Health Interview Survey [J]. Health Economics, 2011, 20 (12): 1468 –1486.

[130] Moffitt R. A, Rendall M. S. Cohort Trends in the Lifetime Distribution of Female Family Headship in the United States, 1968 –1985 [J]. Demography, 1995, 32 (3): 407 –424.

[131] Moran J. R, Short P. F. Does Cancer Reduce Labor Market Entry? Evidence for Prime – Age Females [J]. Medical Care Research and Review, 2014, 71 (3): 224 –242.

[132] Moran J. R, Short P. F, Hollenbeak C. S. Long-term employment effects of surviving cancer [J]. Journal of Health Economics, 2011, 30 (3): 505 –514.

[133] Mushkin S. J. Health as an Investment [J]. Journal of Political Economy, 1962, 70 (5): 129 –157.

[134] Nielsen H. S, Rosholm M, Smith N, et al. Qualifications, discrimination, or assimilation? An extended framework for analysing immigrant wage gaps [J]. Empirical Economics, 2004, 29 (4): 855 –883.

[135] Page T. F. Labor supply responses to government subsidized health insurance: evidence from kidney transplant patients [J]. International Journal of Health Care Finance and Economics, 2011, 11 (2): 133 –144.

[136] Paul J. F. Health Care Economics. Albany, New York: Delmar Publishers Inc, 1979.

［137］ Pierre – André Chiappori. Rational Household Labor Supply ［J］. Econometrica, 1988, 56 (1): 63 – 90.

［138］ Pit S. W, Byles J. The Association of Health and Employment in Mature Women: A Longitudinal Study ［J］. Journal of Women's Health, 2012, 21 (3): 273 – 280.

［139］ Pohl V. Medicaid and the Labor Supply of Single Mothers: Implications for Health Care Reform ［C］. Upjohn Institute Working Papers, 2014. 1 – 50.

［140］ Roh C. Y, Moon M. J. Nearby, but Not Wanted? The Bypassing of Rural Hospitals and Policy Implications for Rural Health Care Systems ［J］. The Policy Studies Journal, 2005, 33 (3): 377 – 394.

［141］ Samuelson P. A. Social Indifference Curves ［J］. Quarterly Journal of Economics, 1956, 70 (1): 1 – 22.

［142］ Schofield D. J, Shrestha R. N, Passey M. E, et al. Chronic disease and labour force participation among older Australians ［J］. Medical Journal of Australia, 2008, 189 (8): 447 – 450.

［143］ Seuring T, Goryakin Y, Suhrcke M. The impact of diabetes on employment in Mexico ［J］. Economics & Human Biology, 2015, 18: 85 – 100.

［144］ Shelton Brown H, Pag N. J. A, Bastida E. The impact of diabetes on employment: genetic IVs in a bivariate probit ［J］. Health Economics, 2005, 14 (5): 537 – 544.

［145］ Sommers B. D, Oellerich D. The poverty-reducing effect of Medicaid ［J］. Journal of Health Economics, 2013, 32 (5): 816 – 832.

［146］ Stock J. H, Wright J. H, Yogo M. A Survey of Weak Instruments and Weak Identification in Generalized Method of Moments ［J］. Journal of Business & Economic Statistics, 2002, 20 (4): 518 – 529.

［147］ Strumpf E. Medicaid's effect on single women's labor supply: Evidence from the introduction of Medicaid ［J］. Journal of Health Economics, 2011, 30 (3): 531 – 548.

［148］ Suhrcke M, Nugent R, Stuckler D, et al. Chronic Disease: An Economic Perspective ［M］. London: Oxford Health Alliance, 2006.

［149］ Syse A, Tretli S, Kravdal Y. The impact of cancer on spouses' labor earnings ［J］. Cancer, 2009, 115 (S18): 4350 – 4361.

［150］ Talosaga T, Vink M. The Effect of Public Pension Eligibility Age on

Household Saving: Evidence from a New Zealand Natural Experiment [R]. New Zealand Treasury Working Paper, 2014.

[151] Terzi S. How to Integrate Macro and Micro Perspectives: An Example on Human Development and Multidimensional Poverty [J]. Social Indicators Research, 2013, 114 (3): 935 –945.

[152] Torp S, Nielsen R. A, Fossa S. D, et al. Change in employment status of 5-year cancer survivors [J]. European Journal of Public Health, 2012, 23 (1): 116 – 122.

[153] Townsend P. Poverty in the United Kingdom: A Survey of Household Resources and Standards of Living [M]. Berkeley: University of California Press, 1979.

[154] Wagstaff A, Doorslaer E. V. Catastrophe and impoverishment in paying for health care: with applications to Vietnam 1993 – 1998 [J]. Health Economics, 2003, 12 (11): 921 –933.

[155] Wagstaff A, Lindelow M, Jun G, et al. Extending health insurance to the rural population: An impact evaluation of China's new cooperative medical scheme [J]. Journal of Health Economics, 2009, 28 (1): 1 – 19.

[156] Wooldridge J. M. Introductory Econometrics: A Modern Approach (5th Edition) [M]. Mason: South – Western College Pub, 2012.

[157] World Bank. World Development Report: Agriculturefor Development [R]. World Bank: WashingtonDC, 2007.

[158] Yang W. Catastrophic Outpatient Health Payments and Health Payment-induced Poverty under China's New Rural Cooperative Medical Scheme [J]. Applied Economic Perspectives and Policy, 2015, 37 (1): 64 –85.

[159] Zellner A, Theil H. Three – Stage Least Squares: Simultaneous Estimation of Simultaneous Equations [J]. Econometrica, 1962, 30 (1): 54 –78.

[160] Zhang C. Chronic Diseases, Labor Supply and Medical Expenditure at Older Age: Evidence from China [J]. Frontiers of Economics in China, 2013, 8 (2): 233 –259.

[161] Zhang X, Zhao X, Harris A. Chronic diseases and labour force participation in Australia [J]. Journal of Health Economics, 2009, 28 (1): 91 – 108.

[162] Zheng X, Zimmer D. M. Farmers' Health Insurance and Access to Health Care [J]. American Journal of Agricultural Economics, 2008, 90 (1): 267 –279.